Dieter Schulz
Chirophonetik – Therapie durch Sprache und Berührung

Dieter Schulz

CHIROPHONETIK

Therapie durch Sprache und Berührung

Zum Verständnis der Lauttherapie
nach Dr. Alfred Baur

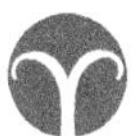

Bibliographische Information der Deutschen Nationalbibliothek Die Deutsche Nationalbibliothek verzeichnet diese Publikation in der Deutschen Nationalbibliographie; detaillierte bibliographische Daten sind im Internet über http://dnb.ddb.de abrufbar.

ISBN 978-3-95779-046-0
Zweite Auflage 2025

Mit Zeichnungen aus dem Lehrgut der Schule für Chirophonetik

Typographie und Satz: Anke Okyere
Umschlag: Frank Schubert
Bildbearbeitung: Francois Boitelet

Druck: CPI books, Leck

Info3 Verlag, Kirchgartenstraße 1, 60439 Frankfurt am Main,
Tel. 069 - 584647, E-Mail: vertrieb@info3.de
www.info3.de

Dr. Alfred Baur gewidmet

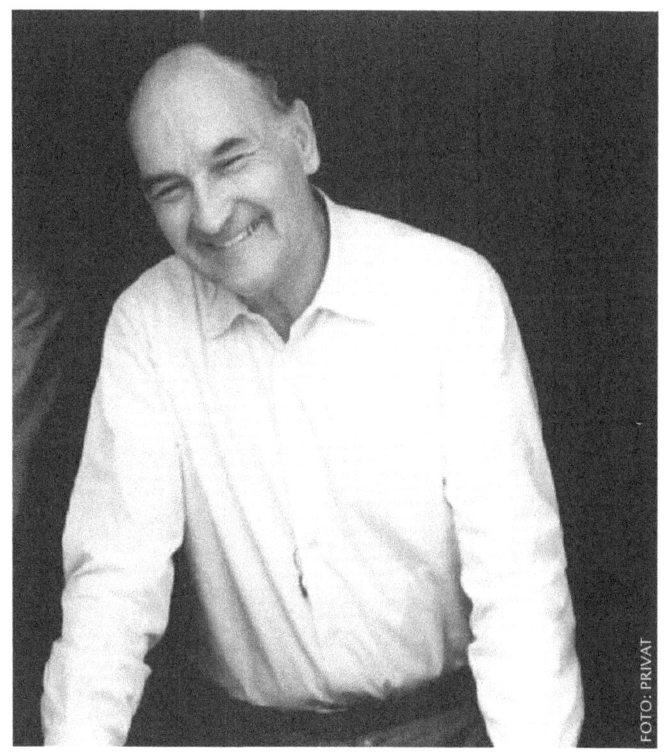

FOTO: PRIVAT

Inhalt

Aus Gründen der besseren Lesbarkeit wird in diesem Buch auf die gleichzeitige Verwendung der männlichen und weiblichen Ausdrucksweise verzichtet. Sämtliche Personenbezeichnungen gelten gleichermaßen für beiderlei Geschlecht.

Vorwort

In dieser Zeit, in der man die großen Fortschritte in der naturwissenschaftlichen Medizin anerkennen kann, ist es wichtig, ergänzend auch andere Wege zu gehen. Einer davon ist der Weg der Sprache, die den Menschen mehr als alles andere charakterisiert und Ausdruck des „Logos" ist.

Mit dem Wort zu heilen ist eine sehr alte Therapieform, wie Dieter Schulz beschreibt und woran Dr. Alfred Baur oft erinnerte. Er sprach davon, dass er die Chirophonetik nicht erfunden, sondern nur wiederentdeckt und weiterentwickelt habe.

Chirophonetik, wie auch Sprachgestaltung und Heileurythmie, setzen wieder zeitgemäß die Wortkräfte zur Heilung ein und können helfend wirken.

Das vorliegende Buch von Dieter Schulz beschreibt die geisteswissenschaftlichen und historischen, aber auch die physiologischen und naturwissenschaftlichen Hintergründe der Sprache, sodass es auf lebendige Weise, ergänzt durch praktische Beispiele, möglich wird zu verstehen, wie Chirophonetik wirken kann.

Der Leser wird in die erstaunlichen verschiedenen Qualitäten der Laute eingeführt bis in die Substanzprozesse, die sich in jedem Laut ausdrücken.

Auf der anderen Seite wird er einen Einstieg bekommen in das aktuelle Thema der Sinneslehre und Sinnespflege in einer Welt des täglichen Risikos der Sinnesüberflutung.

Chirophonetik umfasst vielfältige Einsatzmöglichkeiten bei Menschen jeden Lebensalters. Sie kann auch den Eltern eines Kindes beigebracht werden. Die Eltern bekommen so eine doppelte Chance, indem sie die Beziehung zum eigenen Sprachorganismus beleben – und ihrem Kind im täglichen Leben konkret eine Hilfe anbieten können. Der Einbezug der Angehörigen ist wichtig, denn das Schicksal eines Kindes betrifft auch sein Umfeld, das so aktiv mit einbezogen werden kann.

Diese Aspekte kommen durch die jahrzehntelange heilpädagogische Erfahrung von Dieter Schulz zum Ausdruck: Vertrauen in den gesunden Geisteskern eines jeden Menschen, Hingabe zum Anderen und Mut zur Tat.

Dr. Baur hat oft in seinen Kursen gesagt, dass die Chirophonetik eigentlich eine Therapie der Zukunft sei und dass die Therapeuten, die sie praktizieren, die Aufgabe haben, das „Flämmlein der Chirophonetik" zu bewahren. In diesem Sinne ist das Buch von Dieter Schulz eine wärmende Flamme, die dazu ermutigt, weiter in dieser Richtung zu arbeiten.

Dr. Angela Assenza, Mailand

Einleitung

Vor gut vierzig Jahren entwickelte Alfred Baur eine neue Therapieform, die mit den Kräften der Sprache wirkt. Er nannte sie „Chirophonetik“, was bedeutet, dass mit den Händen (altgr. χειρ *cheír* Hand und φωνη *phoné* Stimme, Laut) der Laut auf den Menschen übertragen wird. Darüber verfasste Alfred Baur sein Buch „Lautlehre und Logoswirken“, in dem er ausführlich die Hintergründe der Chirophonetik darstellte. Dieses Buch ist mehr als ein Fachbuch. In ihm geht Alfred Baur auf das spirituelle Wesen der Sprache ein. Die Liebe zum Laut und zum Wort durchzieht es und vermittelt dem Leser eine Ahnung der Größe und Macht, der Selbstlosigkeit, Hingabe und therapeutischen Wirksamkeit der Sprache. Seitdem dieses Buch im Jahr 1989 erschien, wurde es an der Schule für Chirophonetik als Studiengrundlage verwendet. Die Ergebnisse, die mit der therapeutischen Methode der Chirophonetik erzielt wurden und werden, sind beeindruckend.

In Gesprächen mit vielen Menschen, die sich seit langem mit der Chirophonetik beschäftigen und sie in ihrem Beruf anwenden, wird deutlich, dass Fragen zur Chirophonetik und ihre Wahrnehmung deutlich zunehmen.

Die Chirophonetik wird hier so dargestellt, dass auch Menschen angesprochen werden, die sich nicht beruflich mit der therapeutischen Sprachanwendung beschäftigen. Dies kommt letztendlich einer Vision Baurs entgegen, der davon überzeugt war, dass das Heilen mit den Sprachkräften zu einem allgemeinen Heilmittel werden müsse. Er sagte: Wenn die Substanzen der Erde, aus denen die Heilmittel hergestellt werden, weiterhin durch die zunehmende Schädigung der

Umwelt in ihrer Wirksamkeit schwächer werden, brauchen wir ein universell wirkendes, heilendes Mittel – und das ist die Sprache. Alfred Baurs Impuls der Chirophonetik, seine oft unkonventionellen, neuen, Zukunft weisenden Gedanken sowie künstlerischen Ansätze und insbesondere seine immer wieder berührenden Betrachtungen zu den spirituellen Aspekten der Sprache werden in diesem Buch sowohl aus seinem Werk als auch aus Mitschriften seiner Seminare durch Zitate verdeutlicht werden.

Das vorliegende Buch erhebt nicht den Anspruch einer vollständigen Wiedergabe dessen, was Chirophonetik alles umfasst. Dafür muss auf Alfred Baurs Buch und auf die Ausbildung in der „Schule für Chirophonetik" hingewiesen werden. Vielmehr versteht es sich als ein Beitrag, das Verständnis für diese Therapie zu erweitern, den Dialog mit Menschen anzuregen, die sich der therapeutischen Anwendung der Sprache verbunden fühlen. Nicht zuletzt darf es als Würdigung des Werkes Alfred Baurs aufgefasst werden.

Dr. Alfred Baur

Alfred Baur wurde am 31. August 1925 in Wels in Österreich geboren. Von seiner Mutter bekam er einen reichen Schatz an Sprüchen, Gedichten und Liedern mit, von seinem Vater das Interesse für die moderne Technik. Mit vierzehn Jahren erkrankte er lebensgefährlich an Typhus, mit der Folge, dass er eine Zeit lang nicht mehr sprechen konnte.

Während des 2. Weltkriegs hatte sich Alfred Baur, knapp 18-jährig, zur Luftwaffe gemeldet und bekam dort eine entsprechende Ausbildung. Anfang 1945 wurde er zur Infanterie in der Nähe von Berlin abkommandiert. Er geriet in russische Gefangenschaft in ein Lager in der Nähe von Frankfurt an der Oder. Durch glückliche Umstände wurde er, im Gegensatz zu vielen seiner Kameraden, von dort nicht weiter nach Russland transportiert, sondern konnte 1945 wieder nach Hause zurückkehren.

Nach Kriegsende studierte Alfred Baur Germanistik und Geschichte. In dieser Zeit begegnete er zum ersten Mal der Anthroposophie. Vorlesungen von Prof. Otto Julius Hartmann in Graz beeindruckten ihn sehr. In einer pädagogisch-anthroposophischen Arbeitsgruppe in Graz lernte er auch seine spätere Frau, Dr. med. Ilse Schmid kennen. Alfred Baur promovierte zum Thema „Die Krise in der Entwicklung des Kindes und Jugendlichen mit Beispielen aus Selbstbiografien".

Nach dem Studium arbeitete er für drei Jahre im Haus Hohenfried, im Sonnenhof im schweizerischen Arlesheim und schließlich im niederländischen Zeist. 1953 ergab sich die Möglichkeit, im Rahmen des Jugendamtes in Linz heilpädagogisch tätig zu werden. Eine Ausbildung auf dem Gebiet der Sprachbehandlung schloss sich an. Über viele Jahre arbeiteten Alfred Baur als Sprachheilpädagoge und seine Frau als Ärztin in einer gemeinschaftlichen Praxis. Aus der

Arbeit mit den Kindern entstanden Reime und Sprachübungen, die in verschiedenen Büchern veröffentlicht wurden.

In seiner nicht veröffentlichten Autobiografie schreibt Alfred Baur: „1972 hatte ich einen dreijährigen Knaben zu behandeln, der gar nicht sprach, obwohl er gut hörte. Ich entwickelte aufgrund der langen Beschäftigung mit Sprachgestörten eine Methode, die zum Ziele führte. Auf seinen Rücken strich ich jene Formen, die der Luftstrom im Munde beim Sprechen der Laute bildet. Damit hatte ich Glück: Der Junge begann zu sprechen. Auch bei einigen ähnlich gelagerten Fällen in unserer Praxis hatte ich Erfolg."

Alfred Baur entwickelte diese Methode aus der Anthroposophie und ihrer Menschenkunde so weit, dass er sie therapeutisch und heilpädagogisch Tätigen in Fortbildungskursen vermitteln konnte. In seiner autobiografischen Betrachtung aus dem Jahr 2001 beschreibt Alfred Baur die Entwicklung der Chirophonetik als Sinn seines Lebens.

Es ist das große Verdienst Alfred Baurs, auf der Grundlage der Aussagen Rudolf Steiners einen neuen, eigenständigen Weg entwickelt zu haben, der die spirituellen Kräfte der Sprache zur Wirkung kommen lässt. Besonders in den ersten Jahren der Chirophonetik sah sich Alfred Baur Widerständen und Vorurteilen ausgesetzt, die aber durch die geisteswissenschaftliche und menschenkundliche Erkenntnisarbeit seines Grundlagenwerkes „Lautlehre und Logoswirken" sowie durch die vielen Erfolge in der therapeutischen Praxis entkräftet und schließlich aufgelöst werden konnten.

Am 2. Februar 2008 starb Alfred Baur.
Die Chirophonetik wird heute weltweit unterrichtet und praktiziert.

❀ CAROLINE ❀

Im Frühjahr 2013 wurde mir Caroline vorgestellt. Zu diesem Zeitpunkt war sie zweieinhalb Jahre alt. Caroline wurde in meinen Praxisraum getragen, es war ihr nicht möglich, zu robben oder zu krabbeln. Sie nahm Blickkontakt mit mir auf und lächelte mich an.

Caroline war altersgemäß groß und körperlich gut entwickelt. Ihre feinen Gesichtszüge wurden betont durch große, dunkle Augen. Auffällig war ihr hypotoner (schlaffer) Muskelzustand. Sie speichelte. Die Eltern erzählten, dass Caroline zu Hause lautierte und versuchte, einige wenige Substantive zu sprechen. Es ging etwas Strahlendes von Caroline aus.

Im Hinblick auf die Arbeit mit Menschen mit einer Behinderung sagte Alfred Baur während eines Seminars im April 1985: „Alles, was nicht im Leib ist, ist um den behinderten Menschen herum. Darum das Sonnige, das diese Kinder oft ausstrahlen, an dem viele Menschen teilhaben wollen."

Die medizinische Diagnose spricht bei Caroline von einer unterentwickelten Großhirnrinde, verbunden mit einer globalen Entwicklungsretardierung.

Vom anthroposophisch-menschenkundlichen Verständnisansatz aus gesehen stand für mich Carolines Hypotonie im Vordergrund. Geht man davon aus, dass die Seele der Impulsgeber für die Bewegung ist, die dann über den Eigenbewegungssinn wahrgenommen und gesteuert werden kann, liegt bei Caroline die Situation vor, dass sich die Seele offensichtlich zu schwach mit der Muskulatur verbindet. Nach meiner Erfahrung muss man unterscheiden, inwieweit ein Mensch auf Grund neurologischer Schädigung tatsächlich die Muskulatur als Bewegungsinstrument nicht ergreifen kann, und andererseits ist die Frage berechtigt, ob die Seele sich quasi resigniert von der Muskulatur zurückgezogen hat, weil es so mühsam ist, sie zu durchdringen.

Die Hinwendung zum resignativen Anteil der Seele kann ein therapeutischer Ansatz in dem Sinne sein, dass die Individualität ermutigt wird, sich mit dem Hindernis im Leib energischer auseinanderzusetzen. Gelingt es, die Resignation durch positive Erfahrungen zu verringern, können oft erstaunliche Entwicklungsschritte beobachtet werden.

Die chirophonetische Behandlung wird in der Regel am Patienten auf einer Massagebank durchgeführt. Der Raum, in dem die Behandlung stattfindet, ist warm. Hat das Kind kalte Füße, so wird ihm eine Wärmeflasche an die Füße gelegt oder die Füße werden zum Beispiel mit Olivenöl kräftig massiert, woraufhin etwas Kochsalz auf die Haut eingerieben wird, was die periphere Hautdurchblutung und somit die Wärmeentwicklung unterstützt. Dasselbe gilt auch für kalte Hände. Wenn der Wärmeorganismus angeregt ist, fällt es dem seelisch-geistigen Wesen leichter, sich mit dem Leib zu verbinden.

Das Kind liegt auf dem Bauch auf einem Laken, mit dem es zugedeckt werden kann. Die Füße werden von einer Fußrolle gestützt. Vor der Behandlung legt der Therapeut seine Hände auf die Regionen zwischen den Schulterblättern und dem Kreuzbeinbereich. Auf diese Weise kann der Therapeut einen wortlosen Kontakt aufnehmen, man stimmt sich gemeinsam für ein paar Sekunden auf das nun Folgende ein und mit diesem kleinen Ritual bekommen der Beginn und auch der Schluss der Behandlung einen Rahmen.

Nun wird das Kind am Rücken aufgedeckt und mit ruhigen Strichen auf dem Rücken und an den Armen mit Öl eingerieben. Die Wahl des Öles ist individuell ausgerichtet. Ist der Patient dazu in der Lage, kann er selbst unter verschiedenen Ölen wählen, ansonsten richtet sich die Wahl des Öles nach den diagnostischen Kriterien.

Für Caroline lautete die erste chirophonetische Lautreihe A3 (L I)3 (R I)3 G3, an den Füßen (R I)3 G3.

Die Zahlen hinter den Lauten weisen darauf hin, wie oft der Laut gestrichen wird. Die in Klammern stehenden Laute werden hintereinander gestrichen, zum Beispiel (LI)3. Das I folgt in diesem Fall unmittelbar auf das L. Ohne Klammer würde das L dreimal- und dann das I dreimal gestrichen werden.

Hier soll nur kurz und vorerst ohne ausführlichere Begründungen auf die einzelnen Laute und einige ihrer Wirkungen eingegangen werden. Später folgt ihre genauere Beschreibung und die Hinweise zur Durchführung auf dem Körper.

Mit dem A wird die Hingabe unterstützt. A vermittelt über den Rücken ein von oben nach unten gutes, sicheres Körpergefühl, es wirkt klärend und strukturierend.

L als schöpferisch gestaltender Laut vermittelt starke Formkräfte. Er ist der Wasserlaut, das heißt, bildhaft gesprochen, wird das Wasser des Lebens durch das L vermittelt. Das Wasser formt den Stein. Das zu starke Physische kann durch seine Hilfe vom Geist-Seelenwesen des Menschen stärker durchdrungen und damit durchformt werden.

Mit dem I wendet man sich an die Individualität, an das Ich des Menschen. Mit dem I behauptet sich der Mensch selbst. Die Beziehung des I zum Planeten Merkur weist auf die Bewegungsdynamik hin, die im I enthalten ist. Das Ich des Kindes wird vom chirophonetisch durchgeführten I darin unterstützt, sich zu greifen, zu zentrieren und mit Widerständen umzugehen.

Das R gehört seinem Wesen nach zum Element Luft. R ist der Seele verwandt, menschenkundlich gesprochen dem Astralleib, der auch die Beziehung zur Luft hat. Als Astralleib wird in der anthroposophischen Menschenkunde der Seelenanteil verstanden, der besonders die Triebe, Begierden und Leidenschaften des Menschen in sich trägt. Durch ihn kann nach Rudolf Steiner der Mensch Bewusstsein entwickeln. Das R wird rhythmisch gesprochen, das heißt, die Luft wird durch die Zungenspitze oder durch das Gaumensegel rhythmisch „portioniert“ und dieser rhythmisierte Bewegungsimpuls wird durch das R auf die Seele übertragen.

R hat eine Kraft in sich, die Schwere überwinden kann. Manchmal lachen Kinder, wenn sie das chirophonetisch durchgeführte R an sich spüren. Das R verhilft tatsächlich zu Humor und zu Leichte. Die Starre der spastischen oder die Schwere der hypoton bedingten Lähmungen wird bewegt.

Mit dem G kommt man schließlich im Stoffwechsel-Gliedmassenbereich des Menschen an. G ist ein Gaumenlaut, der auf den Willen impulsierend wirkt und dabei hilft, sich innerlich zu befestigen. Als Laut, der mit dem Element Erde in Verbindung gebracht wird, schafft G auch die Verbindung der Seele zur Erde.

Die Laute R I G an den Beinen verhelfen dazu, dass die beschriebenen Lautwirkungen nun über die Gliedmassen zur Erfahrung gebracht werden, mit der Folge, dass die Glieder mehr ins Bewusstsein kommen. Dieses Bewusstsein ist nötig, um den Eigenbewegungssinn wahrnehmen zu können. Die Laute helfen dem Ich und der Seele, die Glieder zu finden und sich mit ihnen zu verbinden. Außerdem wirkt dasjenige, was wir an den Füßen mit verschiedenen Lauten durchführen, immer auch entsprechend auf den Kopf.

Nun werden die Laute in der oben angegebenen Reihenfolge gestrichen, wobei man als Therapeut versucht, mitzuvollziehen, ob die Laute beim Patienten auch tatsächlich „ankommen“. Es kann sein, dass Laute, die aus diagnostischen Überlegungen heraus gewählt wurden, in der Praxis vom Patienten nicht in der ursprünglich vorgestellten Weise angenommen werden. Manchmal weist eine Äußerung des Patienten darauf hin, dass ein Laut nicht als angenehm erlebt wird oder man spürt als Therapeut selbst, dass ein Laut vielleicht ausgetauscht werden muss. Die Wahrnehmung dafür ergibt sich zunehmend aus dem übenden Tun.

Nach der Behandlung des Rückens wird dieser wieder mit dem Laken zugedeckt und nun werden die Füße und Beine eingeölt. Daraufhin werden sie mit den Lauten behandelt. Gerade bei den Füßen ist es wichtig, dass jeder Griff ruhig, sicher und fest durchgeführt wird, um dem Gefühl des Gekitzelt-Werdens entgegenzuwirken.

Zum Schluss werden die Füße auch wieder zugedeckt und mit dem kleinen Ritual des Hände Auflegens wird die Behandlung abgeschlossen. Meist bleibt der Patient anschließend noch ein paar Minuten liegen, um in Ruhe die soeben gemachte Erfahrung nachwirken lassen zu können.

Bereits während der Behandlung hatte ich den Eindruck, dass Caroline die Laute sehr gut aufnehmen konnte. Die Eltern waren dabei und konnten zuschauen. Anschließend zeigte ich auf dem Rücken der Mutter und an den Füßen des Vaters, wie sie die Laute zu Hause auf Caroline streichen sollen. Außerdem bekamen sie alle Lautformen des Rückens und der Füße auf kopierten Formen als Merkhilfe aufgezeichnet. In der Regel empfehlen wir, dass die Chirophonetik zu Hause maximal an vier Tagen der Woche durchgeführt wird, anschließend sind drei Tage am Stück Pause. Bei Kindern raten wir dazu, während der Ferien keine Therapie durchzuführen. Nach einer Pause ist der Impuls, der durch die Chirophonetik gesetzt wird, wieder stark. Ohne Pausen treten beim Kind häufig Routine und Lustlosigkeit ein, was zu einer Therapieverweigerung führen kann.

Caroline reagierte nach meiner ersten chirophonetischen Behandlung mit Fieber, das innerhalb von 24 Stunden wieder verschwand. Nach wenigen Wochen fiel mir auf, dass Caroline freier sitzen konnte. Der Muskeltonus schien mir stärker geworden zu sein.

Die Mutter berichtete, dass Caroline die Chirophonetik gerne annahm. Nach sechs Wochen regelmäßiger Behandlung fing sie zu krabbeln an.

Caroline begann vermehrt zu sprechen. Die Sprachmotorik verbesserte sich ebenso wie die Grob- und Feinmotorik. Aus dem Krabbeln entwickelte sie die Fähigkeit, sich aufzurichten. Für Momente wurde ein freies Sitzen möglich.

Caroline kann inzwischen an der Hand eines Erwachsenen gehen. Ihr Wortschatz ist so groß, dass sie ihre Bedürfnisse zum Ausdruck bringen kann.

Um diesen Behandlungsbericht in seiner Lautanwendung und Wirksamkeit nachvollziehen zu können, ist es notwendig, sich in den folgenden Kapiteln eingehender mit den Lauten, ihrer Herkunft, ihrer Anwendungsweise, ihrem Wesen, ihren Wirksamkeiten und Eigenschaften zu beschäftigen. Damit soll der Weg zu einem Verständnis der Heilweise der Chirophonetik aufgezeigt werden.

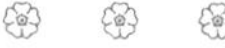

Was bedeutet „Lautwirksamkeit"?

Eine direkte seelische Verbindung zu den Lauten findet sich in den sogenannten Interjektionen. Diese drücken Empfindungen, Kommentare oder Aufrufe durch Lautkombinationen aus, die keinen Wörtern entsprechen. Dazu gehören zum Beispiel „Pssst", womit auf gewünschte Stille hingewiesen wird. „Igitt" ist eine typische Interjektion bei Ekelempfindung, „nanana" kommt einer Ermahnung oder Infragestellung nahe, „mmmh" sagen wir, wenn es schmeckt und mit „wow" wird eine Überraschung zum Ausdruck gebracht. In diesem Zusammenhang wirken Laute als seelische Ausdrucksmittel, die keiner weiteren Interpretation bedürfen.

Der Sprache eine heilende Wirkung zuzuschreiben, ist dann ohne weiteres möglich, wenn wir an die Gesprächspsychotherapie denken. Viktor Frankl nannte die von ihm entwickelte psychotherapeutische Methode „Logotherapie", also Wortttherapie.

Es ist aber heute nicht mehr selbstverständlich nachvollziehbar, warum die einzelnen Laute verborgene oder spirituelle Kräfte in sich tragen, besonders im heilenden Sinne, und woher diese Kräfte stammen. Unsere Beziehung zur Sprache ist im alltäglichen Leben abstrakt und intellektuell betont, weil Sprache im Wesentlichen als Informationsträgerin verwendet wird. Das war aber nicht immer so.

Das Wissen von den spirituellen Kräften der Sprache

In weit zurückliegenden, alten Zeiten, wir sprechen von der, wie Steiner sie nannte, ägyptisch-chaldäischen Kulturepoche, also die Zeit zwischen circa 3000 bis 700 v. Chr., hatte der Mensch noch eine ganz andere Beziehung zur Sprache als heute. Der Mensch erlebte sich in einer Einheit mit dem gesamten Kosmos. Das All tönte und sprach zu ihm und die Natur wurde vom Menschen als durchseelt und durchgeistigt empfunden. Was wir noch als Elementargeister aus Märchen und Mythen kennen, war für den damaligen Menschen etwas Selbstverständliches. Der „gute Geist", der in Haus und Hof wirkt und dem in manchen Gegenden bis heute noch ein Schälchen Milch oder ein schöner Stein hingestellt wird, um ihn günstig zu stimmen, der Gnom, der den früher noch hellsichtigen Bergleuten zeigte, wo sie das gesuchte Erz finden werden, die Geschichten von Wassermännern und Nixen, Feen, Sylphen, Salamandern, Elfen, Riesen und Zwergen, sie alle stammen noch aus der Zeit, als der Mensch durch seine damalige Bewusstseinslage und innige Verbundenheit mit der Natur den unmittelbaren Umgang mit diesen realen Geist-Wesen pflegen konnte.

Der Mensch stand dem Himmel und der Erde noch nicht distanziert gegenüber, sondern fühlte sich eins mit der Welt. Seine Gestalt empfand er aus den Kräften des Tierkreises heraus geschaffen. Zwölf Zonen des menschlichen Körpers stehen jeweils mit einem der Sternzeichen in Verbindung und jedes Sternzeichen besitzt eine Beziehung zu einem der insgesamt zwölf Sinne des Menschen. Zu jedem Tierkreiszeichen gehört ein Konsonant. Die spirituellen Kräfte der Konsonanten stammen aus diesen hohen geistigen Zusammenhängen.

Es bestand damals noch eine natürliche, selbstverständliche Hellsichtigkeit, die auch den Zusammenhang der Organe mit den Planeten unmittelbar wahrnehmen konnte. Zu jedem der Planeten gehört wiederum ein Vokal, das heißt, die Lautkräfte der Vokale haben ihren Ursprung im Wesen des einzelnen Planeten. Die schaffenden göttlichen Kräfte um den Menschen herum wurden gleichermaßen in der eigenen Seele erlebt.

„In die ganze Schöpfung empfand er das Wort ausgegossen; in den Fixsternen des Tierkreises und in den Planeten empfand er die Vielfalt der Götter als Elemente der geistigen Welt. Wie die Götter Elemente der geistigen Welt sind, so sind die Laute die Elemente des Wortes, identisch mit den Göttern. In dem mehr stabilen Element der Konsonanten empfand er die mehr ruhenden Kräfte und Wesen der Fixsterne, in den mehr beweglichen Selbstlauten, den Vokalen, empfand er die göttlichen Kräfte der Planeten." (Werner Bohm, „Von den Wesenheiten der Laute und dem Sinn der Alphabete", Freiburg 1978, Seite 12f.)

Rudolf Steiner spricht von einem völlig anderen Bewusstseinszustand in dieser Zeit. Die Individualisierung war nur keimhaft vorhanden und die Seele des Menschen noch längst nicht so fest mit dem Leib verbunden, wie das heute der Fall ist. Aus diesem gelockerten Verhältnis zwischen dem Leib und dem seelisch-geistigen Wesen erklärte sich die natürliche Hellsichtigkeit. Heute kann diese Lockerung bewusst durch die meditative Arbeit und begleitende Übungen hergestellt werden, um zu einem modernen und zeitgemäßen hellsichtigen Bewusstsein durchzudringen, wie es von Steiner an vielen Stellen seines Werkes ausführlich beschrieben wurde. (siehe Rudolf Steiner, „Wie erlangt man Erkenntnisse der höheren Welten?", Dornach, Schweiz, 1975)

Im sogenannten Mysterienwesen des Altertums wurde weltweit das spirituelle Wissen um den geistigen Zusammenhang zwischen Mensch und Kosmos gepflegt. Hier gab es die Möglichkeit, das mit fortschreitender Zeit und zunehmender Individualisierung allmählich abnehmende natürliche hellsichtige Bewusstsein bewusst und willentlich wieder herzustellen und damit den Kontakt zur geistigen Welt aufrechtzuerhalten.

Das Mysterienwesen des Altertums wirkte stets im Verborgenen. In den sogenannten Mysterienstätten wurde der Zusammenhang zwischen Mensch und geistiger Welt gepflegt und man nahm Menschen in diese spirituellen Zentren auf, die durch Unterricht, Meditation und intensive Übungen an Leib, Seele und Geist dazu befähigt werden sollten, durch die Entwicklung ihrer geistigen Wahrnehmungsorgane die Schwelle zur geistigen Welt überschreiten zu können. Wer nach langer und prüfungsreicher Zeit der Schulung diesen Schritt vollziehen konnte, galt als Eingeweihter. Er wirkte von da an aus der unmittelbaren geistigen Erkenntnis heraus zum Wohle der Menschen. Von den Inhalten dieser Mysterienstätten ist wenig bekannt, da diese damals als esoterisches Wissen unter keinen Umständen an die Öffentlichkeit geraten durften. Der moralisch notwendige und angemessene Umgang mit dem Wissen geistiger Zusammenhänge sollte bewahrt und vor egoistischem Missbrauch mit seinen verheerenden Folgen geschützt werden.

Neben Rudolf Steiner haben verschiedene Autoren auf geisteswissenschaftlicher Grundlage das Mysterienwesen dargestellt, unter anderem Frank Teichmann („Die ägyptischen Mysterien", Stuttgart, 1999), Eduard Schuré („Die großen Eingeweihten", München, 1976) oder Bernard Lievegoed („Alte Mysterien und soziale Evolution", Stuttgart, 1991).

Im Folgenden soll im Hinblick auf das Wissen der spirituellen Kräfte der Sprache in einer kurzen Darstellung auf die ephesischen Mysterien näher eingegangen werden, von denen bekannt ist, dass sie damals, bereits circa 800 v. Chr. und weiter zurückliegend, besonders den spirituellen Hintergrund der Sprache und ihren Zusammenhang mit Mensch und Kosmos geistig erforscht und kultiviert haben.

Die ephesischen Mysterien

Die modernen Wort- und Lauttherapien, so auch die Chirophonetik, knüpfen an eine alte geistige Realität an, die sich einst in den Mysterienstätten offenbart hat. Wenn hier Ephesos als Wort-Mysterienstätte erwähnt wird, dann deshalb, weil deutlich hervorgehoben werden soll, dass wir es bei der Arbeit mit den Lauten nicht nur mit einer erdachten Methode zu tun haben. Vielmehr beziehen wir ein seit jeher vorhandenes Wissen um die spirituellen Kräfte der Sprache ein, das durch Rudolf Steiner wieder neu zugänglich gemacht wurde.

Das Wissen um die geistigen Kräfte der Sprache stand als Schulungsweg besonders in Ephesos im Mittelpunkt. Ephesos war eine Stadt in Kleinasien, deren Ruinen sich heute in der Nähe von Selcuk, an der türkischen Westküste, befinden. Dort stand der Tempel der Artemis, das Artemision, eines der sieben Weltwunder der Antike. Er war vollständig aus Marmor aufgebaut. In seinem Zentrum stand die etwa zwei Meter hohe Figur der Artemis.

In der griechischen Mythologie gilt Artemis, eine Tochter des Zeus, als Göttin der Natur und der Jagd, aber auch des Mondes und als Hüterin der Frauen und Kinder. Der Sage nach fiel das Bildnis der Artemis von Ephesos vom Himmel. In Ephesos wurde sie in einer besonderen Form dargestellt. Der Oberkörper ist vordergründig gekennzeichnet durch eine Vielzahl von Gebilden, die lange als Brüste interpretiert, später aber als Hinweis auf einen Zeugungsprozess, als Stierhoden gedeutet wurden. Zur Phänomenologie der Gestalt muss auch die Bewegung der ephesischen Artemis mit einbezogen werden. Aufrecht stehend streckt sie die Arme nach vorne, die Hände hält sie so, als ob sie etwas umfassen wollten. Teichmann greift in seiner Erklärung der Artemis diese beiden Phänomene auf:

„Zur Weltgestaltung sind zwei Kräfte nötig: Die der Form, die im stofflosen Bereich der Nacht urständet, und die der Substanz, die zur

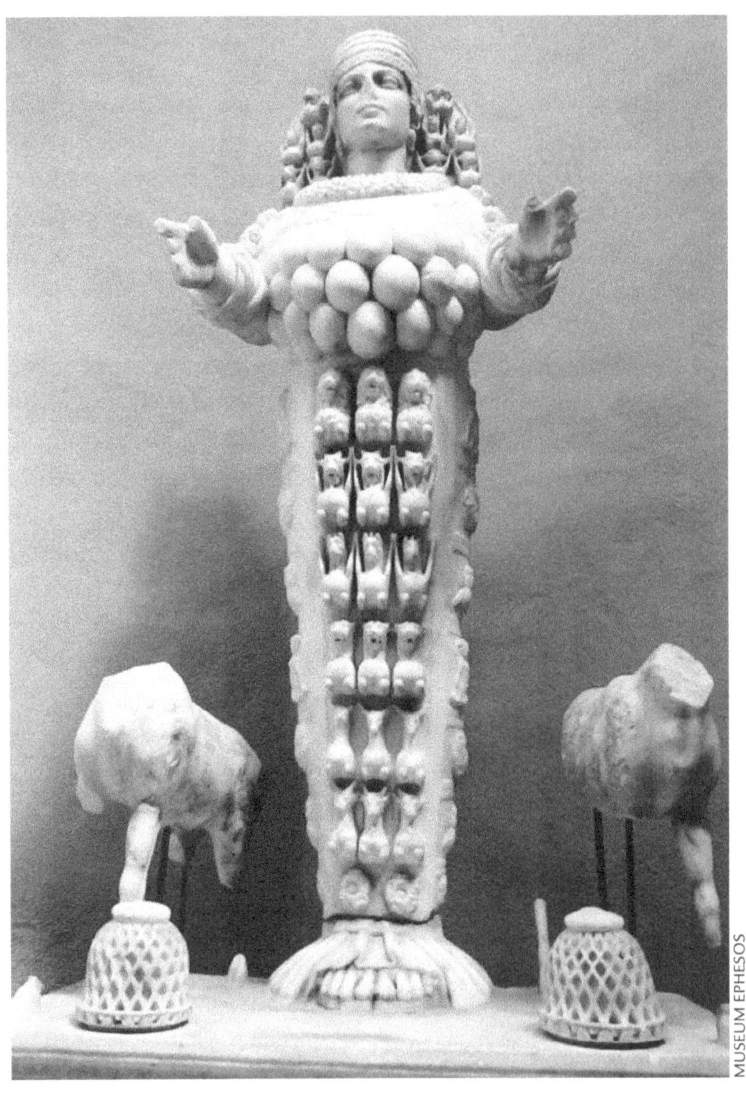

Artemis Statue aus Selcuk, der heutigen Türkei

Erscheinungsseite des Tages gehört. Im Gespräch des Lehrers mit dem Schüler in Ephesos war gerade diese Doppelheit der Prozesse entdeckt worden. Jede lebendige Gestalt ist ein Ergebnis dieser beiden Kräfte: einer befruchtenden, zeugenden Kraft (die über den Samen vermittelt wird) und einer aufnehmenden, mütterlichen Kraft, die dann durch die Kräfte der Welt weiter zur Entwicklung gebracht wird. Dieser Doppelprozess ist es, der durch die Artemis von Ephesos dargestellt wird: Die umgehängten Stierbeutel, die von den Opferstieren stammen ... repräsentieren die zeugende Seite des Prozesses, die Geste der Artemis, die vorgestreckten Arme, durch die sie sich als plastizierendes Wesen zu erkennen gibt, das hinter den zu bildenden Gestalten wirkt, vertritt die aufnehmende Seite." (Frank Teichmann, „Die griechischen Mysterien", Stuttgart, 2007, Seite 116f.)

Nun kann man sich fragen: Was hat das mit der Sprache zu tun?

Durch Teichmanns Ausführungen wird ein Bezug zur Sprache erkennbar: Substanz und Form als die zwei Faktoren, die Sprache ermöglichen. Dabei kann als Substanz die Luft angenommen werden, die sich, ausgehend von der ätherischen Sprach-Lautgeste, verdichtet in die charakteristische, physische Luft-Formgestalt des einzelnen Lautes.

Teichmann führt nach dem Hinweis auf diese beiden Prozesse die Beschreibung und Interpretation der Artemis weiter:

„Das Kultbild der Artemis von Ephesos zeigt zunächst all das im Bild, was mit ihrem Wesen verbunden ist: die Pflanzenwelt in ihrem Werden, ihrem Gedeihen, Blühen und Fruchten, aber auch mit den Elementarwesen, die mit ihr verbunden sind; die Tierwelt, für deren Geburt, deren Aufzucht und für deren Tod die Göttin verantwortlich ist; bis hin zu den Sternbildern des Kosmos – hinter all dem steht die verschleierte Göttin und ‚freut sich an der lebendigen Gestaltenfülle'." (Teichmann, Seite 119)

Der Schüler musste sich meditativ übend in das Bild der Artemis vertiefen. Mit der Zeit drang er so in das übersinnliche Wesen der

Natur hinein, dass diese anfing, zu ihm zu sprechen. Die Identifikation mit Artemis bewirkte das neue Bewusstsein, dass der Mensch nicht abgetrennt ist vom Kosmos, sondern sich als eins mit ihm erleben konnte. Die hinter den äußerlich wahrnehmbaren Naturerscheinungen wirkenden Substanz- und Bildekräfte wurden zu einem konkretrealen Erlebnis. Damit berührte der Schüler den Bereich der Schöpfer- oder Logoskräfte, die allem materiellen Sein der Natur zugrunde liegen.

Rudolf Steiner beschrieb den Schulungsweg durch Sprache in den ephesischen Mysterien. Das Bewusstsein wurde auf das Wort gelenkt. Steiner zufolge sprach der ephesische Lehrer:

„Fühle in deinen eigenen Sprachwerkzeugen, was da eigentlich vorgeht, indem du sprichst ... Da wurde der Schüler aufmerksam gemacht, wie das Wort aus dem Munde erklingt. Es wurde ihm immer wieder und wiederum gesagt: Merke auf, was du empfindest, wenn das Wort aus dem Munde erklingt. – Und der Schüler sollte zunächst merken, wie gewissermaßen vom Wort etwas nach oben sich wendet, um den Gedanken des Hauptes in sich aufzunehmen; und wie dann wiederum von demselben Worte etwas nach unten im Menschen sich wendet, um den Empfindungsgehalt des Wortes innerlich zu erleben ...

Und das sollte der Schüler fühlen, wenn ihm im Mysterium zu Ephesos die große Wahrheit aus seinem eigenen Sprechen heraus vor die Seele geführt wurde:

Mensch, rede, und du
offenbarst durch dich
das Weltenwerden
und wenn er wieder (aus dem Tempel, D.S.) herausging, wurde ihm der Spruch in der anderen Form gesagt:
Das Weltenwerden offenbart sich

durch dich, o Mensch,
wenn du redest."
(Rudolf Steiner, „Mysteriengestaltungen", GA 232, Dornach, 1974, Seite 90-92)

Die innige, meditative Verbindung mit der Sprache brachte den Schüler zu einer Wesens-Erkenntnis der Schöpfungs-Welt. Frank Teichmann kommentiert: „Jetzt versteht man das Wesen der Dinge, indem man in die Schöpfungsgeschichte eintaucht. Was da erhört wurde, geschah ein Niveau tiefer als das der heutigen Sprache; denn wenn wir sprechen, tönen wir Formen in Luft, damals sprach der Logos die Tier- und Pflanzenformen in das Wasser hinein, aus dem sie sich heraus verfestigten. Dadurch ist es möglich, dass noch heute der Mensch das Weltgeheimnis im Kleinen umschließt und dieselben Formen hervorbringen kann, die einst der Schöpfer aussprach." (Teichmann, Seite 122)

Der Autor Wolfgang Militz sagt über den Einweihungsvorgang des ephesischen Schülers:

„Durch das praktische, von den Priestern streng geleitete und überwachte Üben der eigenen Sprache wurde in dem Neophyten (dem Schüler der Einweihungsstätte, D.S.) nach und nach ein Gefühl davon erweckt, wie das Leben, das er in der ihn umgebenden Natur wahrnahm, auch in ihm selber webte. Er kam so immer mehr zu einem Wissen um das Ätherische und seine Bildekräfte. In stetem Üben erlebte er, wie er selbst in einem harmonischen Gleichklang mit der ganzen Welt zusammenhing, wie er, und mit ihm das Leben der ganzen Erde in dem großen Geschehen des Weltenwerdens darinnenstand. Der Schüler lernte sich endlich als Abbild des Kosmos erkennen. In dem auf dem Atem des Menschen in den Luftraum hinausgesprochenen Wort wurde ein realer Nachklang eines kosmischen Vorgangs erlebt, der einst weltenschaffend war, als die Götter das lebendige Weltenwort in die sich dadurch gestaltende Erdensphäre hineinsprachen." (Wolfgang Militz, „Griechische Einweihungsstätten", Stuttgart, 1985)

Die ephesischen Mysterien bestanden über eine sehr lange Zeit, man geht von Jahrtausenden aus. Nach der Kolonisation Kleinasiens durch die Griechen wurde das ephesische Mysterienwissen Teil des griechisch-philosophischen Gedankengutes. Platon war einer der letzten, der in dieses Mysterienwissen eingeweiht war. Im Jahr 356 v. Chr., in der Nacht der Geburt von Alexander dem Großen, wurde der Tempel von Ephesus durch Brandstiftung des Priesters Herostratos zerstört. Auch wenn der Tempel wieder aufgebaut wurde, so ging doch der eigentliche ephesische Impuls, über das eigene Sprechen die Verbindung zum Welten-Schöpferwort herzustellen, in der bisher gelebten Art zu Ende.

Wir können für den Zusammenhang mit den heutigen Therapien, die aus den Kräften der Sprache heraus arbeiten, feststellen, dass es bereits vor mehr als 2000 Jahren in Ephesos einen inneren Schulungsweg gab, der zum Erlebnis bringen sollte, dass das Menschenwort ein Abbild oder Nachklang des „großen" schöpferischen Weltenwortes ist – jenes Weltenwortes oder Logos, das sich später in einem Menschen verkörperte und mit seiner Tat der Auferstehung den Tod für die Menschen überwand.

Später siedelte sich Johannes der Evangelist in Ephesos an. Mit den Worten „Im Urbeginne war das Wort..." verbindet er seinen Prolog unmittelbar mit dem spirituellen Weisheitsgut der ephesischen Mysterien. Somit wurden durch Johannes die ephesischen Wort-Mysterien in die Zukunft getragen und mit dem Wesen des Christentums verbunden.

Wie lange sich der ephesische Impuls noch im Bewusstsein der Bewohner dieser Gegend hielt, lesen wir in der Apostelgeschichte 19,34 und 35, wo der Besuch von Paulus in Ephesos beschrieben wird:

„Als sie aber inne wurden, dass er ein Jude war, schrie alles wie aus einem Munde fast zwei Stunden lang: Groß ist die Artemis der Epheser. Als aber der Kanzler das Volk beruhigt hatte, sprach er: Ihr Männer von Ephesus, wo ist ein Mensch, der nicht weiß, dass die Stadt

Ephesus eine Hüterin der großen Artemis ist und ihres Bildes, das vom Himmel gefallen ist?"

Der zweite, neu errichtete Tempel wurde 262 n. Chr. durch die Goten zerstört und 1869 wieder entdeckt. Heute weist noch eine 14 Meter hohe Säule auf den früheren Standort des Artemis Tempels hin.

Mit diesem alten und von Rudolf Steiner neu gegriffenen Sprachwissen kann heute gearbeitet werden. Der Mensch steht, auch wenn das natürliche Bewusstsein von diesen Zusammenhängen nicht mehr vorhanden ist und willentlich erst wieder neu erworben werden muss, in einem innigen Zusammenhang zu den Kräften des Kosmos, aus denen heraus er gebildet und geboren wurde und zu denen er nach dem Tod wieder zurückkehren wird. Die Kräfte der Laute und ihre Wirksamkeiten sind von unaussprechlich hoher geistiger Natur. Auf sie darf der Mensch therapeutisch zurückgreifen und auf ihre konkrete Hilfe hoffen. Es sind die Logoskräfte, auf die Johannes der Evangelist in seinem Prolog als Schöpferkräfte des Urbeginnes hinweist, aus denen alles entstanden ist.

Das Johannes-Evangelium ist ein Weg zu einer innerlich erlebten Gewissheit, dass es die geistige Kraft des Wortes ist, die den Ursprung des Kosmos, der Erde und des Menschen bewirkt. Eine Station auf diesem Weg ist die lebenspraktische, konkrete Erfahrung, dass Laute heilend wirken.

Rudolf Steiner stellte in seinen Ausführungen zur Heileurythmie und Sprachgestaltung den zeitgemäßen bewussten Erkenntnis-Zugang zur Wirksamkeit der Sprache und ihrer einzelnen Laute dar und öffnete damit einen neuen Weg für die künstlerische und therapeutische Anwendung der Sprache. Alfred Baur hat in vielen seiner Vorträge über Ephesos gesprochen und den geisteswissenschaftlich begründeten neuen Impuls der Sprache durch die Chirophonetik erweitert.

Gehen wir nun einen Schritt weiter und beschäftigen uns mit Alfred Baurs Idee der Chirophonetik.

Zur Idee der Chirophonetik

Die Luftströmungsgestalten

Bereits im Kapitel zur Biografie Alfred Baurs wurde auf den Gedanken hingewiesen, dass beim Sprechen jeder Laut seine ihm eigene, individuelle Luftströmungsgestalt besitzt. Diese Gestalt des Lautes entsteht während der Artikulation im Mundraum und hat nur Bestand, solange der Laut artikuliert wird. Mit der Darstellung der Luftströmungsgestalten innerhalb des Mundraumes betreten wir ein Gebiet, das bis heute wissenschaftlich nicht erschöpfend bearbeitet wurde. Dagegen gibt es Forschungsergebnisse der Luftlautformen außerhalb des Mundraumes.

Es ist der große Verdienst und eine Pionierarbeit Johanna Zinkes, die Luftlautformen außerhalb des Mundraumes fotografisch und zeichnerisch dargestellt zu haben. Ihre Arbeiten wurden von Rainer Patzlaff erweitert und kommentiert. (Johanna Zinke, „Luftlautformen sichtbar gemacht", hrsg. von Rainer Patzlaff, Stuttgart, 2001) Zinkes Darstellungen der Luftlautformen knüpfen an eine Aussage Steiners im ersten Vortrag des Zyklus „Eurythmie als sichtbare Sprache" (GA 279) an, welche Serge Maintier in seiner Forschungsarbeit zur Aerodynamik der Sprachlaute zitiert: „Alles dasjenige, was wir aussprechen, zeichnet in die Luft hinein eine gewisse Form, die man nur nicht sieht, die man aber durchaus als vorhanden voraussetzen muss, von der man sich sogar denken könnte, dass sie durch wissenschaftliche Mittel ohne die menschliche Zeichnung fixiert würde." (Serge Maintier, „Sprache – die unsichtbare Schöpfung in der Luft", hrsg. von Rainer Patzlaff, Hamburg, 2014, Seite 14)

Alfred Baur schreibt in seinen Ausführungen zur phonetischen Forschung: „Trotz der zahlreichen experimentellen physiologischen Untersuchungen fehlt noch immer die Messung des Strömungsverlaufes der Luft. Führte man irgendwelche Sonden in den Artikulationsraum ein, so würden sie die Strömung weitgehend störend beeinflussen." Zu Johanna Zinkes „höchst bemerkenswerter Arbeit" sagt er: „Dort werden die Strömungsverhältnisse außerhalb des Mundes untersucht ... Die Fotografin dieser Luftströmungsbilder liefert ein anschauliches Material, womit sichtbar gemacht wird, was sonst nur im Hörbaren verbleibt. Obwohl sich die gebildeten Gestalten in der äußeren Luft gleich wieder auflösen, drücken sie doch in dem Moment, in dem sie den Mund verlassen, etwas von dem Wesen der Laute aus. Sie lassen Rückschlüsse zu auf die Verhältnisse innerhalb des Mundes. Es kann aber außerhalb des Mundes nur dargestellt werden, wie Lautformen vergehen, nicht, wie sie entstehen. Uns soll in dieser Arbeit die Entstehung der Laute beschäftigen." (Alfred Baur, „Lautlehre und Logoswirken", Stuttgart, 1996, Seite 113f.)

Alfred Baur führt weiter aus, dass die Phonetik die Lautbildung als Körperbewegung und akustisches Phänomen beschreibt, und bemerkt dazu folgendes: „Nicht aber wird gezeigt, wie in allen Detailleistungen ein Wesenhaftes enthalten ist. Der ganze Sprachprozeß ist durchseelt und durchgeistigt. Nicht einmal die Luft, mit der gesprochen wird, ist ein bloß mechanisches Vehikel. ... Wir wachsen als kleine Kinder in eine Sprache hinein, wie ein Fisch in das Wasser, wie ein Vogel in die Luft. Sie umgibt und durchdringt uns. Und wäre ihr Wesen nicht so eminent mit der Ich-Natur verbunden, wir müssten sagen: wir sind wirklich nur Personen (vom lateinischen personare = hindurchtönen). So aber facht das uns durchwehende Wesen der Sprache das Feuer der Ichhaftigkeit an. Das Sprachvermögen verschafft ein starkes Selbstgefühl. Wir nehmen die Sprache an, identifizieren uns mit ihr und bringen sie hervor. Ihr Urgrund kann aber nicht im Menschen selbst gefunden werden." (a.a.O., Seite 114)

Im Hinblick auf die Luftströmungsformen sagt er: „Alle Laute werden aus dem Einheitlichen der lautbildenden Kraft hervorgegangen gedacht werden müssen. Somit wird jeder einzelne eine spezielle Ausprägung des sprachlichen Urgrundes repräsentieren. Was bei der Bildung eines Lautes geschieht, welche Hindernisse sich ihm in den Weg stellen, was er erduldet oder überwindet, wird zeigen, wie sich im Einzelnen die lautbildende Kraft offenbart. ... Dennoch ist es verwunderlich, dass in den beinahe zweihundert Jahren, die seit den ersten Studien Goethes über die Farben vergangen sind, es niemand unternommen hat, unter ähnlichen Aspekten die Laute zu betrachten. Das liegt gewiss daran, dass Goethes naturwissenschaftliches Werk im ganzen 19. Jahrhundert kaum beachtet wurde und erst durch Rudolf Steiner mit der Herausgabe der naturwissenschaftlichen Schriften wieder in Erinnerung gebracht wurde." (a.a.O., Seite 115)

Serge Maintier berichtet von einem Gespräch, das er mit dem Strömungswissenschaftler und Luftakustiker Xavier Pelorson im Jahr 2001 führte. Pelorson vertrat damals die Ansicht, „dass es wenig sinnvoll sei, sich mit den Luftlautformen vor der Mundöffnung zu befassen, solange die aerodynamischen Prozesse innerhalb des Mundraumes beziehungsweise des Stimmtraktes vom Kehlkopf bis zu den Lippen noch nicht erforscht seien. Der Raum sei der komplizierteste Resonanzraum der Welt". (Maintier, a.a.O., Seite 14)

Interessant ist der Hinweis Maintiers, dass unabhängig von der Forschungsarbeit Johanna Zinkes und ohne anthroposophischen Hintergrund der Biophysiker Boris Rybak ebenfalls die Luftlautströmungen außerhalb des Mundes erforschte. „Er nannte diese Formen *external phonatory turbulences* und betonte damit ihren Charakter als Luft-Turbulenzen durch Sprache." (Maintier, a.a.O., Seite 16)

Alfred Baur stand also vor der Frage, wie sich die Luftströmungsformen innerhalb des Mundraumes gestalten. Er wies in Gesprächen immer wieder darauf hin, dass er sowohl durch die praktische Arbeit mit der Sprache als auch durch Selbst- und Fremdbeobachtung dazu gekommen sei, die Luftströmungsgestalten der einzelnen Laute innerhalb des Mundes nachzuvollziehen und deren Strukturen darzustellen. „Man formt die Ausatemluft. Es entstehen Plastiken und Architekturen, welche erklingen und wieder vergehen. Aus dem Studium, wie diese Strömungen verlaufen, entstand die Chirophonetik. Da bei jedem Laut die Atemluft anders strömt, verlangt jeder eine andere charakteristische Strichführung." (Alfred Baur, „Chirophonetik – Therapie durch Laut und Berührung", Bad Liebenzell, 2011, Seite 8)

Halten wir fest, dass es wohl möglich ist, die Luftlautformen außerhalb des Mundes durch verschiedene mechanische Methoden zur Anschauung zu bringen. Was jedoch während des Sprachentstehungsprozesses innerhalb des Mundes geschieht, entzieht sich bis heute wissenschaftlichen Darstellungsmethoden.

Alfred Baur geht bei seiner Forschung der Luftströmungsformen innerhalb des Mundraumes goetheanistisch vor. Seine Vorgehensweise kann in folgenden Schritten dargestellt werden:

- Die phänomenologische Beobachtung der Lautartikulation durch Selbst- und Fremdwahrnehmung.
- Die exakte Beschreibung der Orte und der verschiedenen Arten der Lautbildungen. Die Beschreibung dieser Lautphänomene bleibt konstant, ist somit wiederholbar und objektiv nachvollziehbar.
- Die gedankliche Interpretation und der Nachvollzug der Lautbildungen im Hinblick auf ihre Luftströmungsgestalten.
- Die Darstellung und Methodik der praktischen Anwendbarkeit der so gefundenen Luftströmungsgestalten.

Die besondere Leistung Alfred Baurs liegt im gedanklich-imaginativen, das heißt bildhaften Mitvollzug der Lautbildung und ihrer dabei entstehenden Luftströmungsgestalt. Die von Alfred Baur so gefundenen und dargestellten Strömungsformen sind gedanklich nachvollziehbar. Es kann durchaus sein, dass Alfred Baur nur die Grundstrukturen der Strömungen beschreibt. Diese dynamischen, lebendigen Formen werden vermutlich von weiteren Formstrukturen begleitet oder umhüllt, wobei im Wesentlichen vermutlich an Wirbelformen zu denken ist. Das wird deutlich bei den Lauten J, SCH und CH, die von ihm explizit als Wirbel-Luftströmungsgestalten beschrieben werden. Inwieweit andere Laute ähnliche oder weitere Luft-Begleitstrukturen beinhalten, stellt eine zukünftige Forschungsaufgabe dar. Für die Chirophonetik sind die von Alfred Baur beschriebenen Strömungsformen konkret anwendbar und, wie die Erfahrung zeigt, wirksam.

Die Luftströmungsformen an den Beispielen von M, S, O und A

Beispielhaft soll im Folgenden an zwei Konsonanten und zwei Vokalen aufgezeigt werden, wie die jeweils typische Luftform des Lautes entsteht.

Während der Artikulation des M bewegt sich der Luftstrom aus dem Brustkorb nach oben in den Mund hinein, dort findet die Luft die geschlossenen Lippen vor und schließlich entweicht sie in einer abwärts gerichteten Bewegung aus der Nase. Die Luftströmungsgestalt des M ist innerhalb des Mund- und Nasenraumes demnach charakterisiert durch eine aufsteigende und eine absteigende Form.

Achtet man auf die Phänomenologie der Übertragung der Luftströmungsgestalt auf den Rücken des Menschen, so wird bereits bei der Durchführung, beziehungsweise Übertragung des Lautes auf den Organismus die charakteristische Wirkung des Lautes deutlich.

Bei M geschieht der Aufstrich an den Seiten des Rumpfes, beginnend in der Hüftregion, dies entspricht dem Aufstieg der Luft vom

Kehlkopf bis zu den Lippen. Der Aufstrich erfolgt leicht und in Relation zur abwärts gehenden Strichbewegung der Hände etwa doppelt so schnell, was der Geschwindigkeit des Luftstromes entspricht. Während des Hinaufstreichens wird noch nicht gesprochen. Es dauert nur einen Moment, bis der Luftstrom vom Kehlkopf bis zu den Lippen gelangt, aber wesentlich länger bis der Luftstrom aus der Nase entlassen wird, währenddessen jetzt das M akustisch wahrnehmbar wird. Die Hände berühren sowohl während des Auf- als auch während des Herunterstreichens flächig die entsprechenden Körperpartien. Das heißt, sowohl die Seiten beim stummen Aufstrich als auch der gesamte Rücken, mit Ausnahme der Wirbelsäule, werden flächig berührt, während das M beim Abwärtsstreichen gesprochen wird. Eine vollständige Umhüllung des Rumpfes findet statt.

Die umhüllende Geste entspricht dem Wesen des M. Das M hat nach der geisteswissenschaftlich orientierten Lautwesenskunde eine Beziehung zur Erde. Chirophonetisch durchgeführt bewirkt M Körperbewusstsein, es gibt das Gefühl von Sicherheit, Hülle und Geborgenheit. Erlebt man das M chirophonetisch, kann etwas wie Trost erlebt werden. Das M hat eine Verwandtschaft zum Tastsinn. Als chirophonetische Sinneserfahrung unterstützt das M das Geist-Seelenwesen des Menschen, sich in den Tastsinn hineinzubegeben und zu lernen, sich so gegenüber der Welt abgrenzen zu können. Die Verbindung mit diesem Basalen Sinn hat aber auch zur Folge, dass man sich durch Tasterfahrungen von der Welt belehren lassen kann. Der Patient erfährt eine Zentrierung, sein seelisch-geistiges Wesen wird in einer sanften und doch energischen Weise mit dem Leib verbunden und geerdet.

Mit dem M wird die Ausatmung unterstützt und somit tritt eine Entspannung ein. Durch das Berührtwerden von M fasst der Mensch Mut, sich mit seinem Leib und somit auch mit seinem biografischen Impuls zu verbinden.

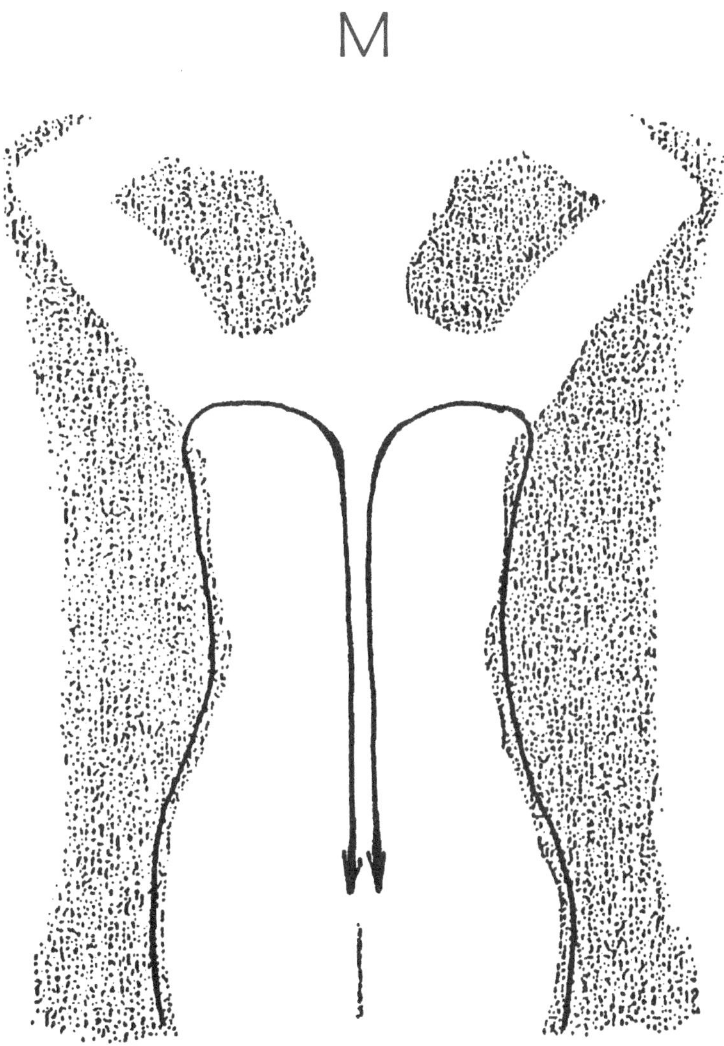
M

S

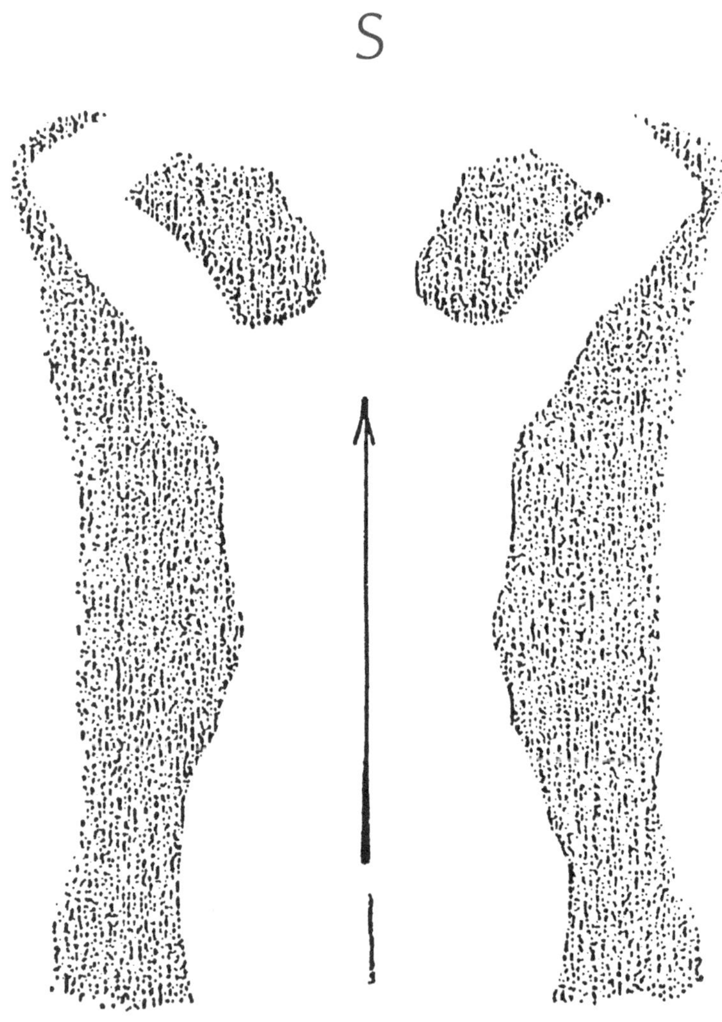

Beim Sprechen des S wird der Luftstrom von einem ganz bestimmten Punkt des Alveolarrandes (des Zahndamms im Oberkiefer) aus steil nach unten gelenkt. Exakt diesen Punkt berührt die Zunge beim Sprechen der Laute L, N, D und T, jedoch wird bei S ein schmaler Luftspalt zwischen Zungenspitze und Alveolarrand offen gelassen. Die Luftströmungsgestalt des S ist also eine gerade Luftsäule, die im Mund veranlagt wurde und sich außerhalb des Mundes fortsetzt. Man kann das deutlich spüren und leicht nachvollziehen, wenn man während des Sprechens des S die Hand waagrecht unter das Kinn legt.

Diese Luftsäule wird also in der Mitte des Aveolarrandes reflektiert und entsprechend auf die Mitte des Rückens, also auf die Wirbelsäule übertragen. Der von unten nach oben aufsteigende Strich wird an einem Punkt zwischen den Schulterblättern vom Körper gelöst, wo auch analog im Mund der Luftstrahl nach außen reflektiert wird.

„Bei den Blaselauten wird der Luftstrom durch sich verengende Kanäle geleitet, wodurch er Reibung und Beschleunigung erfährt. Rudolf Steiner ordnet diese Lautgruppe ... dem Element des Feuers zu. Die Luft bildet für das Sprechen nur das Medium, gleichsam das Fahrzeug, und wie man den Lenker vom Fahrzeug zu unterscheiden hat, so auch das Lautwesen von der es befördernden Luft. Es kommt auf den feurigen Charakter der Blaselaute an, in dem Sinne, wie man etwa Pferde ‚feurig' nennt, auch wenn ihre Leiber nicht aus Feuer bestehen. Die Feuerlaute eignen sich besonders dafür, bewegte Erscheinungen der Welt zu schildern: Wolken und Wellen, Finger und Füße, Jugend und Jubel ... Wollte man die Reihe fortsetzen, man käme in allen Sprachen zu Namen, die Bewegtes ausdrücken." (Alfred Baur, a.a.O., Seite 201)

Chirophonetisch wird S gerne als Wärme unterstützender Laut verwendet. S hat außerdem eine zusammenziehende, klärende, beruhigende Wirkung und trägt, auf der Wirbelsäule durchgeführt, zu einer Stabilisierung des Gleichgewichtes bei. Mit Hilfe des S tritt Ernüchterung ein. S hat eine Verwandtschaft mit dem Essig. Darauf wird in einem weiteren Kapitel noch näher eingegangen.

Zu den Luftströmungsformen der Vokale führt Alfred Baur aus:

„Beim Vokalisieren strömt der tönende Luftstrom langsamer als bei allen Konsonanten durch den Mundraum. Maßgeblich ist dabei nicht die Tonhöhe, sondern die Hohlform des Mundraumes, worin der Ton vibriert. Es entstehen also Resonanzräume, tönende Architekturen." (a.a.O., Seite 211)

Die Vokale werden, im Gegensatz zu den Konsonanten, auf dem Rücken von oben nach unten gestrichen. Die Begründung dafür liegt darin, dass beim Vokalisieren der Klang auch wieder in den Mundraum zurückgeworfen wird, wohingegen beim Konsonantieren die Laute den Mund sofort verlassen. Beim Sprechen des O nimmt die Luft die runde Gestaltung des Mundraumes an.

„Denn beim O drängt die Lautbildung in den Umkreis und wirft von dorther die Bildekräfte zum Brennpunkt zurück (gemeint ist der sogenannte Herzpunkt am Alveolarrand hinter den Schneidezähnen. Auf den Körper übertragen ist er der Punkt zwischen den Schulterblättern. Im Kapitel „Beziehungen zwischen dem Sprach- und Gesamtorganismus" wird dieser Punkt näher beschrieben. D.S.). So Ideal wie die O-Architektur im Mund ist das griechische Theater gebaut. Kein auf der Szenerie gesprochenes Wort geht verloren. Ein Laut aber widerhallt am mächtigsten, weil die Architektur das wiederholt, was der Mund produziert: Das O." (a.a.O., Seite 166)

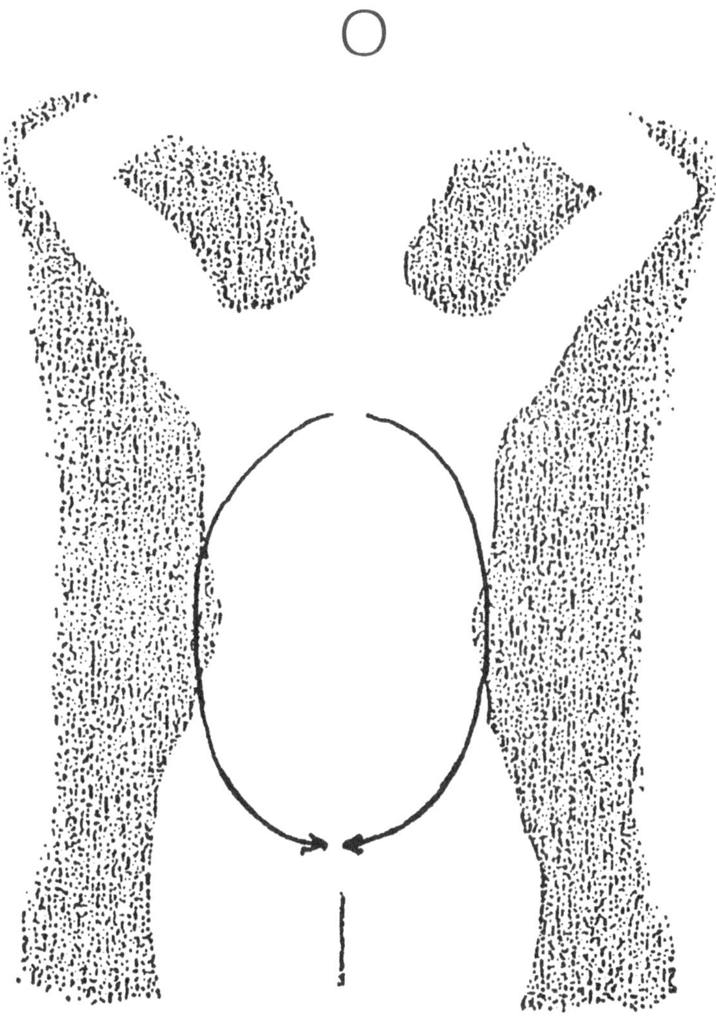
O

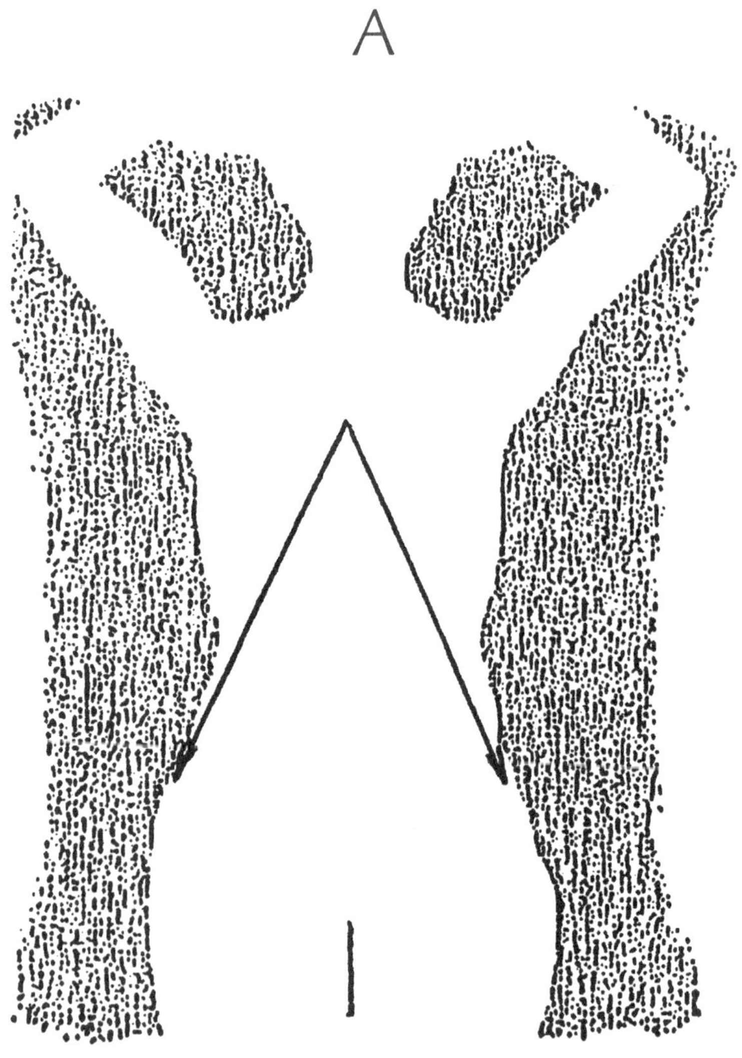
A

Die Luftströmungsgestalt des „A" breitet sich von hinten nach vorne aus durch die weite Öffnung des Mundes. Die Grafik dieser Gestalt erinnert an das geschriebene A.

„Wir verwenden in der Therapie für das A den langen, offenen Laut, wie er in ‚Haar' oder ‚Abend' gesprochen wird. Der Mund ist locker und relativ weit geöffnet. Die Zunge liegt flach und breit im Unterkiefer und berührt anliegend die unteren Schneidezähne. Der tönende Luftstrom bringt diese Raumesform zum Erklingen. Bei einer genaueren Beobachtung lässt sich feststellen, dass die im Mundraum hervorgerufene Vibration eine kleine Fläche der stärksten Intensität besitzt. Das ist die Stelle, die in den vorangegangenen Betrachtungen der Herzpunkt genannt wurde, gleichsam sein Zenit (auf den sogenannten Herzpunkt wird später eingegangen. D.S.).

Die holländische Sprache bezeichnet den Gaumen sehr treffend mit ‚de verhemelte', das heißt der Gehimmelte, der Himmel. Da, im Herzpunkt oder Zenit des Sprachhimmels, befindet sich das tönende Sonnenzentrum, von wo aus der Raum erklingt. Wir können mit Goethe sagen: ‚Tönend wird für Geistesohren schon der neue Tag geboren', denn wir stehen vor dem akustischen Bild des Sonnenaufgangs." (Alfred Baur, Seite 158)

Die Luftströmungsformen der Konsonanten entstehen dadurch, dass die Artikulationsorgane beim Sprechen der Konsonanten verschieden zur Anwendung kommen und sich entsprechend der Luftstrom jedes einzelnen Konsonanten der jeweiligen anderen Situation anpasst. Während der Artikulation der Vokale wird insbesondere der Mundraum verändert, was dem einzelnen Vokal seine typische Luft- und Klanggestalt vermittelt.

Unter dieser Betrachtungsweise können alle Laute in ihrer eigenen, individuellen Luftströmungsgestalt dargestellt werden. Für Alfred Baur stellte sich nun die Frage, wie man die Formen in einer nachvollziehbaren, begründeten Weise auf den Leib des Menschen überträgt.

Beziehungen zwischen dem Sprach- und Gesamtorganismus

Rudolf Steiner stellte dar, wie der Mensch als ein Wesen verstanden werden kann, das in sich eine dreigegliederte Struktur trägt. Diese Dreigliederung setzt sich zusammen erstens aus dem Nerven-Sinnessystem, das als Grundlage für das Denken verstanden werden kann. Sein Zentrum bildet der Kopf.

Das Rhythmische System ist als zweites in der Mitte des Menschen zu finden, dort wo die rhythmischen Prozesse von Herz und Atmung stattfinden. In dieser Mitte ist das Gefühlsleben beheimatet. Der schneller werdende Puls, die sich steigernde Atmung sind Hinweise auf emotionale Erlebnisse.

Der Stoffwechsel wird von Steiner zusammen mit dem Gliedmaßensystem als eine dritte Einheit verstanden, er spricht davon, dass der Wille sich auf das Stoffwechsel-Gliedmaßensystem gründet.

Dieses dreigliedrige Prinzip findet sich in einer verwandelten Form in der menschlichen Gestalt wieder. So kann am Kopf die Stirn als Region des Nerven-Sinnessystems angesehen werden, die atmende Nasenregion repräsentiert den mittleren, rhythmischen Bereich und der bewegliche Kiefer hängt mit dem Stoffwechsel-Gliedmassensystem zusammen. Auf diese Weise können unter anderem auch das Ohr, die Hände und die Füße gesehen werden. So wird es möglich, die chirophonetischen Formen exakt an die entsprechenden Stellen der Hände und Füße zu übertragen. Finger und Zehen können dem Nerven-Sinnespol zugeordnet werden. Der mittlere Hand- und Fußbereich entspricht dem rhythmischen System und der Fersen bzw. Handballenbereich steht mit dem Stoffwechsel-Gliedmaßensystem in Verbindung. Interessant ist, dass die Reflexzonenmassage in ihrer Zuordnung der Organe zu den Zonen der Hände und der Füße von demselben Prinzip ausgeht. Für unseren Zusammenhang ist es wichtig zu verstehen, dass der Mundraum im Kleinen ebenso das beinhaltet, was den Gesamtorganismus im Großen als Prinzip der Dreigliederung differenziert.

Die Laute, die im Bereich des weichen Gaumens artikuliert werden, können als Willenslaute bezeichnet werden. Dazu gehören G, K, CH, J und NG. Der weiche Gaumen repräsentiert, als Entsprechung verstanden, den Bauch, also den Stoffwechselbereich und somit den Willenspol des Menschen. Die Gaumen- oder Willenslaute müssen tatsächlich unter erheblicher Kraft- und Willensbeteiligung gesprochen werden. Menschen, die erschöpft oder schwer krank sind, artikulieren die Gaumenlaute eher schwach, weil sie den Willen und die Energie für die Artikulation dieser Laute nicht mehr aufbringen können.

Die Lippenlaute beinhalten die Qualität des Fühlens. Alfred Baur bringt die Lippen in einen Zusammenhang mit dem Brustbereich, also dem mittleren, rhythmischen System: „Das Kind fühlt bei Hunger und Durst, wie aus seiner Organisation Unbehagen hochsteigt. Aber noch gibt es keine Erinnerung, die dem Kind sagt, dass es von dem Unbehagen wieder befreit wird. So muss es Hunger und Durst ganz elementar als lebensbedrohend empfinden. Der Trieb, sich selbst zu erhalten, erwacht, die Begierde folgt ihm nach, und nun sucht es, als angeborene reflektorische Handlung, nach der Brustwarze der Mutter, aus der die lebensrettende Nahrung quillt. So gehören die Lippen des Säuglings mit der Brust der stillenden Mutter zusammen, wie der unbedingten Ergänzung bedürftig." (a.a.O., Seite 69)

Der Zusammenhang zwischen den Lippen und dem Gefühlsleben wird deutlich, wenn man die Lippen als Teil der menschlichen Physiognomie und Mimik sieht. Seelische Erlebnisse werden gleichsam mit den Lippen „kommentiert". Der Schmollmund ist ein schönes Beispiel dafür.

Schließlich repräsentieren die sogenannten Zahnlaute das Denken des Menschen. In der anthroposophischen Menschenkunde wird ein Kräfte- bzw. Energiesystem beschrieben, das als Lebens- oder

Ätherleib bezeichnet wird. Diese Lebenskräfte bauen den menschlichen Leib auf, verleihen ihm seine Gestalt und bewirken, dass in den frühen Lebensjahren der von den Eltern bereitgestellte, vererbte Leib umgewandelt wird in den individuellen Leib. Das nur dem Kind eigene Individuelle kommt so zunehmend zum Ausdruck.

Der Zahnwechsel des Kindes weist darauf hin, dass die bisher im Leib wirkenden Form- und Gestaltungskräfte nun frei für das Denken werden. Das heißt, das Kind ist damit schulreif geworden. Noch vor gar nicht so langer Zeit war die wesentliche Frage bei der Einschulung, ob das Kind bereits den Zahnwechsel hinter sich hatte. Wenn ja, galt das als untrügliches Zeichen für die Schulreife.

Die Zähne sind also nicht nur zum Zerkleinern des Essens da, sondern sie bilden einen wesentlichen Bestandteil der Artikulationsorgane. Laute, die mit Hilfe der Zähne gebildet werden, deuten auf die Qualität des Denkens hin.

„Die Zähne verfestigen sich fast bis zum Kristallinen hin. Sie erscheinen wie hart blinkende Perlen. Und doch sind sie lebendige Glieder des Leibes, die nur ihr Leben und ihre Empfindungsfähigkeit im Innersten verbergen. In der Funktion des Zerkleinerns der Speisen erweisen sie sich verwandt mit der Tätigkeit des Kopfes, denn der Verstand arbeitet in geistiger Hinsicht nicht anders. Auch er zerkleinert und zergliedert. Er muss alles, was er an Weltinhalten aufnimmt, auflösen, um es denkend einer sinngemäßen Ordnung zuzuführen. Das analytische Denken ergreift und zergliedert die vielfältigen Welterscheinungen und fasst sie schließlich zu einem geordneten Ganzen zusammen." (a.a.O., Seite 73, 74)

Rudolf Steiner weist darauf hin, dass der Mensch durch D und T das „definitiv Denkerische" sprachlich zum Ausdruck bringt, „...dann sehen wir an den Zahnlauten noch diese besondere Aufgabe der Zähne". (Rudolf Steiner, GA 307, Seite 76ff, Dornach, Schweiz, 1973, zitiert nach Agathe Lorenz-Poschmann, „Die Sprachwerkzeuge und ihre Laute", 1983, Seite 88)

Das Verständnis für den Zusammenhang der dreigliedrigen Gestalt des Menschen mit dem dreigliedrigen Mundraum ermöglicht nun den Rückschluss vom Mund auf die Gesamtgestalt.

Die Gaumenlaute haben ihre Entsprechung in der Region des Bauches, also des Stoffwechsel-Willensbereiches. Dorthin können die Luftströmungsgestalten übertragen werden.

Die Luftformen der Laute, die zum Mittleren Menschen gehören und somit Gefühlscharakter haben, werden nach dem Verständnis der Entsprechung auf den mittleren Bereich des Gesamtorganismus übertragen, also auf Brust-Achselhöhe.

Schließlich findet man die Zahnlaute noch etwas höher angesiedelt in der Region der Schulterblätter. Der Kopf selbst wird in der Regel für eine chirophonetische Behandlung nicht miteinbezogen. Berührungen im Kopfbereich werden von vielen Menschen nicht gut ertragen.

Neben dieser grundlegenden Idee der Entsprechungen der menschlichen Gestalt und des Mundes soll hier ein weiterer Gesichtspunkt Alfred Baurs dargestellt werden, der das Verständnis für die Chirophonetik erweitern kann. Er bezieht sich auf den Zusammenhang zwischen der Zunge, dem zentralen Artikulationsorgan, und dem Herzen.

Der Herzpunkt

Das Herz hat vier Herzkammern. Steiner spricht davon, dass das Herz keine Pumpe ist, sondern ein Wahrnehmungsorgan. Das Herz nimmt das Blut wahr, es hat die Funktion eines Sinnesorgans und fühlt durch die Wahrnehmung der Beschaffenheit des Blutes alles, was im Organismus geschieht. Alfred Baur zitiert den Arzt Wilhelm Caspar:

„Das Herz kann als Sinnesorgan vorgestellt werden, das ... den geistig-moralischen Gehalt unserer Willensimpulse wahrnimmt, wie sich diese dem Blut einprägen ... So gesehen ermöglicht die Herzwahrnehmung als Herzensstimme den richtigen Entschluss für das Wollen zu finden bzw. nach getaner Tat die richtige Beurteilung für den Wert der Handlung." (a.a.O., Seite 51, 52)

Alfred Baur führt über den Zusammenhang zwischen Herz und Zunge weiter aus:

„Was im Mund bei der Artikulation geschieht, ist, wie wir sehen, eine Metamorphose des Herzgeschehens. Freilich sind die Formen der beiden Organe sehr verschieden. Die Zunge ist plastisch gestaltet, das Herz hingegen wie ein Gehäuse mit vier Innenräumen und Pforten, die sich rhythmisch öffnen und schließen. Die Verschiedenheit von Herztätigkeit und Artikulieren erklärt sich aus dem Prinzip der Umstülpung. Was im Herzen in vier Kammern vor sich geht, wird durch die Metamorphose nach außen gewendet. Es entsteht ein neuer Hohlraum, in dem der verwandelte Herzmuskel verwahrt wird; der Mundraum und die Zunge.

Die Zunge besitzt keine Kammern, aber sie bildet Kammern, deren Pforten sich mit Schnelligkeit öffnen und schließen, wodurch hörbare Strömungsformen entstehen, die als Vokale und Konsonanten vernehmbar sind. Die Artikulation ist also eine Art von Herzkammerbildung. Der ganze Mundraum, einschließlich der Lippen, wird in den Prozess einbezogen. Die Zunge selbst erscheint zuletzt als pulsierendes Zentrum dieses verwandelten Herz-Kreislauf-Geschehens... Die Bibel sagt: ‚Aus dem Überfließen des Herzens spricht der Mund. Ein guter Mensch bringt Gutes hervor aus dem guten Schatz seines Herzens; und ein böser Mensch bringt Böses hervor aus seinem bösen Schatz (Matthäus 12,34/35)'." (a.a.O., Seite 55, 56)

„Die Zungentätigkeit ist verwandelte Herztätigkeit und die Zähne repräsentieren das Denken. Herz und Haupt helfen also zusammen, um diese Laute hervorzubringen." (a.a.O., Seite 74) Alfred Baur nennt aufgrund der metamorphosischen Zusammenhänge von Herz und Zunge den Punkt, den die Zunge berührt bei der Artikulation von D, T, N, L und R, den Herzpunkt. Die Stelle des Artikulationspunktes der Herzpunktlaute befindet sich am Gesamtorganismus zwischen den Schulterblättern, etwa beim 4. Brustwirbel. (vgl. a.a.O., Seite 78)

Der von Alfred Baur entwickelte Gedanke, die Zunge als metamorphosiertes Herz zu sehen, bestätigt sich in der Arbeit mit Menschen, deren Lebenskräfte erschöpft sind oder die unter einer Herzerkrankung leiden. Bei ihnen wird die Artikulation der Laute schwächer und die Stimme wird leiser. Das Artikulationsherz, die Zunge, kann nicht mehr aus der ätherischen Fülle des Herzens ihre Muskel-Sprachkraft beziehen – die Sprache wird gleichermaßen schwächer.

Nachdem die Luftströmungsgestalten und ihre entsprechende Übertragung auf den menschlichen Körper als Grundlagen für die Chirophonetik dargestellt wurden, sollen im folgenden Kapitel die Laute miteinbezogen werden.

Lautbetrachtungen und chirophonetische Bezüge

Die folgenden Ausführungen zu den Lauten beinhalten nur einige charakteristische Merkmale. Sie sollen auf die Lautbetrachtungen hinweisen, die Alfred Baur neben den Hinweisen Rudolf Steiners in seinem Grundlagenwerk dargestellt hat. Bemerkenswert sind die eigenen Forschungsergebnisse Alfred Baurs zu den Lauten. „Laute öffnen den Vorhang, der das Wesen der Natur verbirgt", sagte Alfred Baur einmal in einem Seminar im Oktober 1985.

Und in einem Seminar im März 1983 führte er aus: „Die Laute müssen uns gute Freunde werden, dann wissen wir sie richtig zu gebrauchen." Im April 1984 wies Alfred Baur einmal darauf hin: „Konsonantisches bildet die Welt nach, Vokalisches entsteht aus dem Seeleninneren. Sprache ist ein Bild der Welt. Wir müssen das Bild im Wort wiederfinden lernen."

Im Hinblick auf den geistigen Hintergrund der Sprache gab er seinen Schülern den Hinweis mit auf den Weg: „Die geistige Welt nimmt die an den Patienten herangetragene Sprache als Eingangstor, um wirken zu können. Wir sind nur Werkzeug."

Wenige Tage später fügte er im Hinblick auf den Spruch Rudolf Steiners „Wer der Sprache Sinn versteht..." hinzu: „Nur die Laute heilen, mit denen man sich liebend verbinden kann."

Für ein weiteres Studium der Laute kann auf eine reichhaltige Literatur aus den Bereichen der Eurythmie und Sprachgestaltung hingewiesen werden. Hier geht es darum, einen Eindruck zu vermitteln, wie die Laute in ihrer chirophonetischen Durchführung wirken und zur Darstellung kommen.

Vokale

Die Vokale bringen das Seelische des Menschen zum Ausdruck.

„Der Zusammenhang der Vokale mit dem Seelischen war noch Novalis bewusst, als er den Satz schrieb: ‚Die Seele besteht aus reinen Vokalen.' – In den Vokalen wird ein seelisches Erlebnis lautlich wiedergegeben, ganz im Gegensatz zu den Konsonanten, wo ein Äußeres im Laut nachgeahmt wird. Die Vokale wurden in den alten Mysterien besonders verehrt, sie waren besonders heilig. Noch in der römischen Zeit findet man die Reihe der Vokale A E I O U in Grabmälern. Damit wollte man wohl der Seele Kräfte mit auf den Weg geben. – Im apollinischen Opferdienst wurden die Vokale A und O als die ruhigen, gestaltenden Kräfte, im dionysischen dagegen, I, E und U als die Feuer in sich habenden Lautkräfte besonders angewandt." (Werner Bohm, „Von den Wesenheiten der Laute und dem Sinn der Alphabete", 1978, Seite 234f)

Diesem Zitat möchte ich ein weiteres von Alfred Baur dazustellen: „Der ganze Empfindungsgehalt der Seele: Wünsche und Erfüllungen – Leiden und Freuden, Ängste und Ermutigungen –, alles, was die Seele als Stimmungen in sich tragen kann, lässt sich in fünf Urempfindungen zusammenfassen. So schwer es sein würde, sie begrifflich zu fassen, so leicht gelingt es der Sprache, ihnen Ausdruck zu verleihen. Sie sammelt die Unzahl menschlicher Stimmungen, gute und schlechte, wählt fünf der Edelsten aus und befiehlt allen anderen, sich unterzuordnen. Diese fünf Leitsterne haben den anderen Stimmungen, selbst den niedrigsten, zu zeigen, wohin sie sich entwickeln sollen. Sogar die Wut wird unter das ernste Regiment des U gestellt, der Hass unter das sich öffnende, liebende A." (a.a.O., Seite 135)

Jeder Vokal als Seelengeste steht in einem besonderen Verhältnis zu einem der Planeten und jeder Planet hat die „Regentschaft" über eine jeweils sieben Jahre dauernde biografische Lebensphase des Menschen. Darüber hinaus gibt es direkte Zusammenhänge zwischen den Planeten und Bäumen, Getreidearten, Organen und Tönen sowie zwischen Planeten und Metallen. Alle diese Zusammenhänge können für medizinisch-therapeutische Zwecke wertvolle Hinweise geben.

Das A hat eine „Verwandtschaft" mit der Venus, das E mit dem Mars, das I mit dem Merkur, das O mit dem Jupiter und das U mit dem Saturn. AU sind Sonnenvokale und EI Mondenvokale. Ich erwähne den kosmischen Zusammenhang zwischen Vokalen und Planeten hier, wie zuvor bei den Konsonanten ihre Beziehung zum Tierkreis, um die Wirkungskräfte der Vokale zu verdeutlichen. Der Planetenaspekt erweitert die Perspektiven der Lautwahl für den einzelnen, individuellen Patienten. Darin besteht die Herausforderung für jeden Therapeuten, diese Zusammenhänge der Laute mit dem Menschen zu einer individuellen Anwendung zu bringen.

Die Schilderungen Rudolf Steiners zur Wirkung und geistigen Qualität des einzelnen Lautes, sein Zusammenhang mit dem Kosmos und mit dem Menschen ermöglichen es, die Lautqualitäten fundiert therapeutisch zu vermitteln.

Das I *– Die aufrechte Säule*

„Der Luftstrom wird gegen den Herzpunkt geworfen und von dort in steiler Richtung nach außen reflektiert. Es ergibt sich das Bild der Aufrichtekraft." (Alfred Baur, Seite 169)

Heinz Ritter-Schaumburg beschreibt das I phänomenologisch so: „Beim I finden wir den Mund fast verschlossen, die Zähne nahe beieinander. Die Zungenspitze tritt, gespannt und gespitzt, dicht hinter die Oberzähne; der Zwischenraum ist klein, die Empfindung fein. Die breit dem Gaumen angepressten Seitenränder der Zunge lassen nur durch eine schmale, gekerbte Mittelrinne einen feinen, dünnen Luftstrahl hinaus. Die Lippen sind ganz heran- und dadurch in die Breite gezogen. Alle Bewegungen scheinen auf einen Punkt zu zielen, der dicht vor der Zungenspitze liegt. Selbst der Kehlkopf hebt sich aus seiner Ruhelage zu seiner höchsten Stellung und bewegt sich dem gedachten Punkte zu. Es ist eine Bewegung stärkster Sammlung und Konzentration, wie sie bei keinem andern Vokal vorkommt." (Heinz Ritter-Schaumburg, „Die Kraft der Sprache", München, 1985, Seite 74-75)

Interessant an diesem Hinweis ist die Tatsache, dass beim Sprechen des I ein ganz bestimmter Punkt fokussiert wird, den Alfred Baur bereits zwölf Jahre vor Ritter-Schaumburgs Ausführungen beschreibt. Es ist ein Punkt hinter den oberen Schneidezähnen, von dem aus der Luftstrahl des I linear, gerade reflektiert wird und von da aus dem Mund entweicht. Wir haben ihn als Herzpunkt kennengelernt. Die chirophonetische Luftströmungsgestalt zeichnet sich aus diesem Grund durch eine gerade Strichführung aus.

„Im I erlebt der Mensch sein Urbild. Im I erlebt sich das Ich als Zünglein an der Waage. Es stellt sich das I in die Welt hinein, streckt seine Glieder, in die es hineinstößt und behauptet sich fest." (Bohm, a.a.O., Seite 238)

Chirophonetisch wird das „I" dann angewendet, wenn das Ich des zu behandelnden Menschen angesprochen werden soll. Rudolf Steiner spricht davon, dass das Ich sich in der Peripherie der Gliedmaßen befindet. Wird der Abstand des Ich zu den Armen oder Beinen zu groß, wie das bei verschiedenen Behinderungen wahrgenommen werden kann, dann ist die Bewegungsentwicklung gestört. Es gibt viele Erfahrungen, die darin übereinstimmen, dass die chirophonetische Anwendung des „I" eine Verbesserung der Bewegungsfähigkeit bewirkt. Man kann das so verstehen, dass das Ich mithilfe der Chirophonetik einen Zugang zum bis dahin blockierten Eigenbewegungssinn vermittelt bekommt. An der Körperstelle, an der eine Berührung durchgeführt wird, kann Bewusstsein entstehen. Das Bewusstsein im

Zusammenhang mit dem gefühlten und gehörten Laut hilft, dass das bis dahin nicht deutlich genug wahrgenommene Körperglied nun besser in den Eigenbewegungssinn integriert werden kann.

Das A – *Die offene Pforte*

„Der Mundraum öffnet sich nach unten. Ein Irdisches trennt sich von einem Himmlischen. Am Himmel des Gaumens befindet sich ein Brennpunkt stärkster Vibration, wo gleichsam tönend die Sonne aufgeht." (Alfred Baur, Seite 169)

Eine weitere unmittelbare sprachliche Reaktion auf das seelische Erleben des Staunens ist das A. Eurythmisch wird das A in einer sich nach oben oder unten ausgerichteten öffnenden Geste durchgeführt.

„Es ist dies die Gebets- und Opferhaltung vorchristlicher Priester aller Kontinente. Im A eröffnet sich der Mensch der Welt, er lässt ihre Kräfte zentripetal an sich herankommen und nimmt sie bewundernd und staunend auf... Mit dem A, so sagen die griechischen Weisen, beginnt alle Philosophie. Die Weisheit beginnt mit dem Staunen, mit der ehrfürchtigen Verwunderung." (Bohm, a.a.O., Seite 236)

Ritter-Schaumburg charakterisiert das A als den vollkommensten Vokal mit der weitesten Mundöffnung, der Harmonie, Waage, Offenheit und Gelassenheit in sich birgt. (a.a.O., Seite 76)

Wesentlich in der chirophonetischen Darstellung des A ist der von einem Punkt ausgehende und sich öffnende Winkel. Auch das A hat seinen Reflexionsfokus am Herzpunkt. Von ihm aus geht es in die Weite, auf den Körper bezogen, von oben nach unten. Spürt man diese Luftströmungsgestalt auf dem Rücken, stehen seelisch die Öffnung und das von oben nach unten Hineinziehende im Vordergrund.

Das E – *Die begrenzenden Mauern*

„Der Mundraum weitet sich seitlich. An den Eckzähnen vibriert der Ton am stärksten. Links und rechts werden miteinander verschränkt. E erobert den Raum." (Alfred Baur, Seite 169)

Mit dem E wird die Konzentration des Menschen unterstützt. Nicht nur in kognitiver Hinsicht, sondern auch indem der Mensch vom E die Hilfe bekommt, sich mit seinem Ich bis in sein Physisch-Ätherisches hinein zu zentrieren. Die chirophonetische Durchführung des E gleicht dem sogenannten Andreaskreuz **X**.

Bohm beschreibt das E in Anlehnung an Steiner als einen Laut, dessen Wesen im Sich-Behaupten liegt, aber auch darin, dass man im E sich gegen etwas verteidigt. Interessant ist sein Hinweis, dass bildhaft das E wie sich kreuzende Schwerter erlebt werden kann. (Bohm a.a.O., Seite 237). Die Luftströmungsgestalt des E gibt dieses Bild exakt wieder.

E kommt, chirophonetisch von den Schultern aus gestrichen, aus der Peripherie, fokussiert sich in der Rückenmitte zu einer Kreuzung, zu einem Punkt und von dort aus geht es wieder in die Peripherie hinaus.

Die Weite wird sprachlich häufig durch das E hervorgehoben in Wörtern wie See, Seele, Ebene, Leben, mehr und Meer.

***Das O** – Die Wölbung der Kuppel*

„Es wird ein birnenförmiger Hohlraum gebildet, der wiederum beim Herzpunkt am stärksten vibriert. Es stellt sich das Urbild von Punkt und Umkreis dar." (Alfred Baur, Seite 169)

Betrachtet man die chirophonetische Form des O, so steht das Runde, in sich Geschlossene im Vordergrund. Das heißt, beim Erleben des chirophonetisch durchgeführten O wird ein definierter Raum wahrgenommen, der den ganzen Rücken umspannt. In diese Weite des O geht die Seele hinein, aber ohne sich zu verlieren. Gerade bei unruhigen oder konzentrationsschwachen Menschen kann das O, gefolgt vom E – also der Prozess vom Kreis zum Punkt, von der Peripherie zum Zentrum – eine Hilfe sein.

***Das U** – Die langgestreckte Halle*

„Der Mund bildet eine Röhre. Die stärkste Vibration befindet sich an den Lippen ... U führt zur Inkarnation und zum Dichtwerden der Leiblichkeit, andererseits zu geistiger Blüte und Frucht." (Alfred Baur, Seite 169)

Das U wird chirophonetisch gemäß der Luftströmungsgestalt in zwei parallelen Linien seitlich am Körper entlang gestrichen. Diese streng strukturierte Form vermittelt Halt und Sicherheit, die Erlebnisse von Stehvermögen, Grenzerfahrung und Im-Gleichgewicht-sein.

U trägt in seinem Wesen auch etwas Kaltes, Ernstes, Strenges und Starres. Das hat zur Folge, dass man sich beim Erleben des U seelisch in sich zurückzieht und diese Wirkung des Sich-zurück-, beziehungsweise -zusammenziehens wird beim chirophonetisch praktizierten U anstrebt.

„U ist der Laut des großen DU, des Unbewussten, Unbekannten, Laut des Unheimlichen, des Dunkels, der Furcht. Aber es ist auch der Laut des Suchens, des Ruhelosen, des Untertauchens, der Glut, der Wollust, des Genusses. Lust und Unlust drückt es gleichermaßen aus, wie ‚Gruseln' wohlig und unheimlich sein kann. Es ist die Haltung des Numinosen, dem Zauberhaften gegenüber, wenn das DU als unendlich groß empfunden wird gegenüber dem als klein empfundenen ICH. Es ist die Welt des ‚tabu'." (Ritter-Schaumburg, a.a.O., Seite 105)

Rudolf Steiner hat die geistigen Hintergründe, Wirkungsweisen und Bedeutungen der Laute so dargestellt, dass mit diesen Angaben im Hinblick auf die Wirksamkeit der Laute ein individueller Forschungs- und ein praktischer Erfahrungsweg möglich geworden ist.

Konsonanten

Die chirophonetische Durchführung der Konsonanten macht deutlich, mit welchen Hindernissen der Luftstrom während der Lautentstehung umgehen muss. Während beim Vokalisieren nur der Mundraum „architektonisch" verändert wird, wird das Konsonantieren durch die Widerstände charakterisiert, mit denen der Luftstrom sich auseinandersetzt. Im Gegensatz zu den Vokalen wird das mehr irdische Wesen der Konsonanten erlebbar. „Konsonanten ahmen die Welt nach. Wir sind aufgefordert, zu lernen, aus dem Bild des Steines, der Pflanze, des Tieres die Lautbildung herauszuhören." (Alfred Baur in einem Seminar im April 1985)

Es wurde bereits darauf hingewiesen, dass Rudolf Steiner die Konsonanten in einen Zusammenhang mit dem Tierkreis bringt. Der Tierkreis wiederum steht in einem engen Verhältnis zum physischen Leib des Menschen und zu seinen Sinnen. Aus den Kräften des Tierkreises heraus wurde die physische Menschengestalt gebildet. Diese geistigen Verbindungen können in der Therapie konkret zur Anwendung gebracht werden. „Bei Lähmungen und Deformierungen der Gestalt hat Rudolf Steiner fast immer Konsonanten in den Heileurythmie-Angaben verordnet", so Margarete Kirchner-Bockholt in ihrem Werk „Grundelemente der Heileurythmie" (1981, Seite 159).

Rudolf Steiners Aussagen zu den Konsonanten werden von Alfred Baur auch in den folgenden Lautbetrachtungen miteinbezogen.

Für eine erste Übersicht können die Konsonanten mit den Elementen in Verbindung gebracht werden. Für die Chirophonetik bilden diese Lautzuordnungen zu den Elementen und damit zu den Wesensgliedern Grundlagen, die es ermöglichen, die Brücke vom Laut zum Patienten zu schlagen.

Nasale Erdlaute: *M, N, NG*

„Der Atem gelangt bei M, N, NG in eine Art Sackgasse, stößt an einer der drei Artikulationsstellen an und ist gezwungen, umzukehren. Das ist ihm möglich, weil das Gaumensegel schlaff herunterhängt und so eine Passage vom Mund zum Nasenraum eröffnet wird, durch welche er entweichen kann ... M nimmt den Raum bis zu den Lippen in Anspruch, N einen kleineren und NG resoniert nur in der Nase." (Alfred Baur, Seite 216)

Die Laute M, N und NG haben gemeinsam, dass während ihrer Artikulation das Gaumensegel nicht aktiv ist. Alfred Baur spricht davon, dass dadurch dem sprachlichen Willen sein Wirkensorgan fehlt. „Der Wille zieht sich zurück und wird passiv" (a.a.O., Seite 216). Mit dem M wird die Ausatmung vertieft. M kann mit der seelischen Geste der Hingabe und Wahrnehmung in Verbindung gebracht werden. Die Interjektion „Mmmmh...", wenn es einem schmeckt, weist darauf hin.

Das N als Zahnlaut hängt mit dem Erkennen zusammen, die Wahrnehmung wird zum Bewusstsein gebracht und in einen Begriff übersetzt.

Mit dem NG befinden wir uns im Willensbereich. NG hat mit der willentlichen Erinnerung an die benannte Wahrnehmung zu tun.

Wahrnehmung – Erkennen – Erinnern: dieser Dreischritt ist die Grundlage für jeden Lernvorgang. Aus diesem Grunde können Kinder mit Lernschwierigkeiten chirophonetisch auch mit diesen Lauten behandelt werden, um bei ihnen die drei Seelenqualitäten zu unterstützen.

Neben diesen hier aufgeführten Behandlungsaspekten gibt es weitere, die sich aus der individuellen Lautwirksamkeit ableiten lassen.

Verschluss-sprengende Erdlaute: *P, T, K*

„Der Atem dringt an eine der drei Artikulationspforten und staut den Druck soweit an, bis er die Artikulationsspannung überwunden hat.

Damit stößt er die Pforte gewaltsam auf ... Im Zersprengen befreit sich das Geistige, das mit dem Atem verbunden ist, von der starren Form. Die Form zersprüht. Im Zersprühen lässt sich jene Lust empfinden, die man auch in der Natur erleben kann, wenn z.B. ein Wasserfall zerstäubt oder im Steinbruch Felsen gesprengt werden." (Alfred Baur, Seite 222)

„Die Lautgebärde der Verschluss-sprengenden Laute ist ein Ausdruck jener Prozesse, die im Organismus auftreten, wenn die Substanzen zerstört werden, die als Nahrung aufgenommen wurden. Diese Zerstörungsprozesse müssen innerhalb des Leibes bleiben. Treten sie nach außen, so erscheinen sie als Aggressionen." (a.a.O., Seite 224)

Chirophonetisch werden die Verschluss-sprengenden Laute da angewendet, wo etwas, was auf den physisch-ätherischen aber auch seelisch-geistigen Ebenen zu dicht und zu fest geworden ist, aufgesprengt werden muss. Charakteristisch für die chirophonetische Durchführung ist, dass analog dem Artikulationsvorgang im Mund bei allen drei Lauten an der jeweilig dazugehörigen Körperzone ein Druck aufgebaut wird, der sich schlagartig beziehungsweise „sprengend" löst. In der Zusammenarbeit mit einem Arzt können diese Laute zum Beispiel bei der Behandlung der Epilepsie angewendet werden, aber auch bei dem Konstitutionstyp, der von Steiner im Heilpädagogischen Kurs als schwach-sinnig beschrieben wird. Heute verwenden wir in Anlehnung an Niemeijer und Baars besser die Bezeichnung „schwer-träge" (Martin Niemeijer, Erik Baars, „Bildgestaltende Diagnostik der kindlichen Konstitution", Louis Bolk Instituut, 2004, Seite 25). Diese Laute können einen Impuls an das Ich vermitteln, sich mit der gestauten, schweren, bewegungsarmen und festen Leiblichkeit auseinanderzusetzen.

***Das L** – Der Wasserlaut*

Alfred Baur erwähnte einmal, dass er als erste Luftströmungsgestalt die des L nachvollziehen und beschreiben konnte. Sie beeindruckt durch ihre Schönheit.

„Beim L formiert sich der Mund zu einem Instrument des Tones. Der Klangäther entfaltet sich. Es teilt sich der tönende Atemstrom in zwei Arme, aber im Klang des Lautes ist das Einheitliche zu hören. Jede Polarität, die sich verbindet, bringt als Synthese ein Drittes hervor, in dem das vorher Unzerteilte wieder erscheint, aber gesteigert, mächtiger, wirksamer. Das L ist der sprachliche Ausdruck der die Welt tönend gestaltenden Schöpferkraft." (Alfred Baur, Seite 211)

Wasser hat eine formende Kraft und diese Kraft besitzt auch das L. Die hebräische Sprache gibt dem L die Bedeutung des „Ochsenstachels". Mit diesem wird der Ochse (übersetzt: der tierische Anteil der Seele) gelenkt.

Die chirophonetische Durchführung des L ist geradezu ein Sinnbild fließenden Wassers. Der aufsteigende Luftstrom weicht der Zunge auf beiden Seiten aus. Sie drückt auf den Punkt am Alveolarrand hinter den Schneidezähnen. Dann entweicht die Luft dem Mund. Bei der Durchführung des L wird man unmittelbar an strömendes Wasser erinnert, das einen Stein oder ein anderes Hindernis umspült.

Einen wesenhaften Blick auf das L beschreibt Heinz Ritter-Schaumburg: „Wie die Birke unter den Bäumen, wie das Mädchen unter den Männern, so ist das L unter den Konsonanten der lieblichste, lebensvollste, lustigste aller Laute. Er ist das weibliche Gegenspiel zum männlichen R ... Überall, wo das L in ein Wort eintritt, gerät das vorher Starre in eine leichte, spielende Bewegung: spotten – spötteln, lachen – lächeln, klingen – klingeln, blinzen – blinzeln, tropfen – tröpfeln, häufen – häufeln, schütten – schütteln ... Alles wird kleiner, feiner, leichter, anmutiger, fröhlicher, spielerischer durch das L." (a.a.O., Seite 224-225)

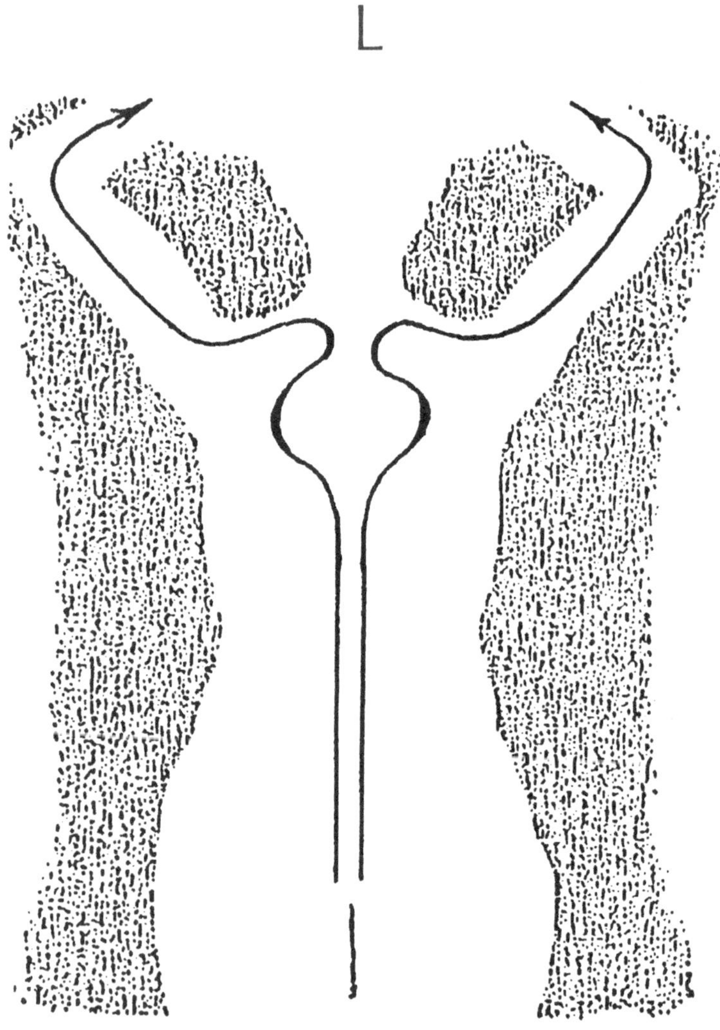
L

Bei der chirophonetischen Anwendung des L liegt das Besondere darin, dass dieser Laut eine beruhigende Wirkung hat. Als Wasserlaut wirkt das L unmittelbar auf das Lebendige im Menschen. Die nährende, aufbauende Kraft wird bei Menschen eingesetzt, die durch eine Krankheit oder schwere seelische Belastungen in ihren Lebenskräften geschwächt sind.

Die jahrelange Erfahrung vieler Chirophonetik-Therapeuten hat gezeigt, dass das L bei unruhigen Kindern eine sehr gute Wirkung hat, meist im Verbund mit anderen Lauten. Durch die aufbauenden Kräftewirkungen kann sich der oft stressbedingt schwach gewordene Lebensleib wieder erholen, was eine unmittelbar günstige Wirkung auf den Vital- beziehungsweise Lebenssinn hat, auf den später noch genauer eingegangen wird.

Die Macht des Lautes L zeigt sich auch darin, dass die Namen der Erzengel mit den Lauten „el" enden, was auf Hebräisch den göttlichen Bezug beschreibt und auf die geistige Schöpferkraft verweist.

An den Armen wird das L so gestrichen, dass die Gelenke als die Punkte gesehen werden, die dem Herzpunkt im Mund entsprechen.

***Das R** – Der Luftlaut*

Alfred Baur gibt eine präzise Beschreibung, wie das R artikuliert wird:

„Das Zungenspitzen-R, das für die Therapie in erster Linie in Betracht kommt, wird folgendermaßen gebildet: Der vordere Teil der Zunge wird durch den Atem in flatternde Bewegung gebracht. Die Zungenspitze berührt intermittierend den Herzpunkt. Die elastisch federnde Zunge unterbricht immer wieder das Ausströmen, so dass die Luft in kleinen Portionen nach außen springt." (a.a.O., Seite 203)

„Der Ausatemstrom wird zerstückelt ... Dieselbe geistige Kraft, die dem R innewohnt, wirkt in den rhythmischen Prozessen der Natur, z.B. im Sonnenlauf. Sie wirkt auch im Seelenleben, wo eine zerteilte Mannigfaltigkeit zu einem Einheitlichen verbunden wird, wie es beim Erinnern der Fall ist und beim Übergang von der Vorstellung zur Tat."

(a.a.O., Seite 208) „R bringt Licht und Luft, er ist ein rhythmischer Laut", so Alfred Baur während eines Seminars im Mai 1987.

R als der Luftlaut steht in unmittelbarer Beziehung zur Seele beziehungsweise dem Seelenanteil, den Rudolf Steiner als Astralleib bezeichnet. R ist der Laut der Bewegung. Seine Bewegungsqualität ist aber nicht unruhig, sondern dynamisch rhythmisiert. Knüpfen wir an unserem oben beschriebenen Beispiel des unruhigen Kindes an, so wird bei einer chirophonetischen Behandlung vor dem L oft ein R gestrichen. Das Kind wird abgeholt, wo es steht, in Bewegung, jetzt aber nicht in einer chaotischen, sondern in einer rhythmisierten und damit geordneten Bewegung. Chirophonetisch wird das R auch bei Lähmungen angewendet. Die Seele wendet sich mit Hilfe des R dem gelähmten Arm oder Bein wieder zu und überwindet durch die Kraft des R ihre Resignation, die den Rückzug von dem Körperglied bewirkte, das der Seele als „Instrument" nicht oder kaum zur Verfügung steht.

Heinz Ritter-Schaumburg beschreibt besonders den Klang des R: „Dieser starke, rollende, schnurrende Laut ist von so unermüdlicher Tätigkeitslust erfüllt, dass man durch keinen anderen Laut so wie durch ihn ein rastloses, ununterbrochenes Tun ausdrücken kann. Das R ist wie das ruhelos und unermüdlich sich drehende Rad. Und so werden alle Vorgänge des Drehens und Rollens mit Hilfe des R zum Ausdruck gebracht: rollen, drehen, kreisen (Kreisel), schnurren, surren, sirren, schwirren. Aber auch jede andere nachdrückliche, kräftige, grobe und unermüdliche Tätigkeit findet im R ihren Ausdruck: rütteln, rennen, ringen, reiben, rühren, recken, selbst reden..." (Ritter-Schaumburg, Seite 221-222)

Der rhythmisch sich wiederholende Sonnenlauf wurde im alten Ägypten von den Menschen staunend ehrfürchtig mit den Lauten RA bezeichnet. Ra war ihr Sonnengott.

***F, V, W, S, C, Z, SCH, H, J und CH** – Die Feuerlaute*

Zur letzten hier besprochenen Lautgruppe gibt Alfred Baur den Hinweis:

„Wir sprechen nur scheinbar mit der Luft. Luft bildet den Leib, in welchem der feurige Charakter des Blaselautes lebt. In den Wärmelauten offenbaren sich hörbar die Wärmeprozesse des Organismus. Von innen her impulsieren sie den Menschen, ‚seines Schicksals eigener Schmied' zu werden." (Alfred Baur, Seite 203)

Alfred Baur meint das Ich, wenn er von „seines Schicksals eigener Schmied" spricht. Mit Hilfe der Feuerlaute bekommt der Mensch wieder den Anschluss an sein ureigenes Wesen und damit auch an seine Willenskräfte. Eine physiologische Wirkung der Feuerlaute kann in einer Aktivierung des Stoffwechsels beobachtet werden. Die Feuerlaute sind als Helfer des Wärmeorganismus und des Wärmesinnes ansprechbar. Auf ihn wird später genauer eingegangen.

SCH, CH und J werden chirophonetisch mit drehenden Bewegungen durchgeführt. Alfred Baur hat besonders bei diesen drei Lauten die Luftwirbelbildung während ihrer Artikulation hervorgehoben. Spürt man die Wirbelformen auf dem Rücken oder an den Armen beziehungsweise Beinen, wird die Dynamik, der starke Impuls, der in diesen Lauten liegt, sofort spürbar. CH beinhaltet in seiner Wirkung neben der Dynamisierung auch etwas Lösendes. Es führt in die Weite, wie wir das sprachlich zum Beispiel bei Rauch, Hauch oder Bach kennen. Die Beckenregion, in der das CH gestrichen wird, wird spürbar erwärmt.

Das J, chirophonetisch gestrichen, erzeugt ebenfalls Wärme. J bewirkt eine Lockerung des seelisch geistigen Wesens, wird aber in Verbindung mit einem Vokal so strukturiert, dass das Lösende, Herausziehende in einem angemessenen Maß bleibt. J hat eine Affinität zur Begeisterung, es macht wach, befeuert den Willen und verhilft dazu, sich über sich zu erheben. Die Luftströmungsgestalt des J zielt in Richtung des Mundausganges. Diese nach außen strebende

Luftform wird nach den Drehungen im Bereich des unteren Rückens auf der Wirbelsäule als Luftströmungsgestalt übertragen und vermittelt so das Gefühl der Senkrechten. In der Senkrechten offenbart sich das Ich. J und I haben, unter diesem Aspekt gesehen, eine Verwandtschaft.

Die Feuerlaute werden, allgemein gesagt, chirophonetisch dort angewendet, wo die Erzeugung von Wärme auf der physischen, seelischen und geistigen Ebene gesteigert werden soll. Sie appellieren unmittelbar an das Ich des Menschen.

V hat chirophonetisch keine eigene Form, weil es von seiner Bildung und Luftströmungsgestalt mit dem F identisch ist. So haben auch C und Z keine speziellen Formen, da sie in ihrer Artikulation TS gleichen.

Im Hinblick auf den Zusammenhang der Elemente mit den Konsonanten sagt Alfred Baur:

„Die Blase- oder Wärmelaute W, F, S, SCH, CH, J, H sind sprachlicher Ausdruck für das Wirken der Wärme im Blute. Der Luftlaut R offenbart das durchlichtete Atemweben. Im Wasserlaut L wird hörbar, was die Körperflüssigkeiten wie ‚Musik' durchwellt. Die Erd- oder Stoßlaute M, N, NG – B, D, G – P, T, K stellen dar, was vom Haupte her selbst so feste Substanzen wie das Skelett, mit Leben durchzieht." (Alfred Baur, Seite 227)

Mit diesen Lautbezügen zu den Elementen wird nachvollziehbar, dass die Erdlaute dem physischen Leib zugeordnet werden können.

Der Wasserlaut L hat eine besondere Beziehung zu den Lebenskräften, deren Träger als Äther- oder Lebensleib bezeichnet wird.

Die Seele des Menschen, insbesondere der Anteil, der von Steiner als Astralleib – der Sternenleib – bezeichnet wird, steht in engem Verhältnis zu dem Luftlaut R.

Schließlich wird das Feuer, das in den Wärme- oder Feuerlauten zum Ausdruck kommt, dem Ich des Menschen zugeordnet.

Der Therapeut zwischen Laut und Klient

Eine Voraussetzung für die Arbeit mit den heilenden Kräften der Laute ist, dass der Therapeut den Menschen, der seine Hilfe in Anspruch nimmt, immer besser verstehen lernt und sich in seine Lage versetzen kann.

„Einen Menschen mit oder ohne Behinderung zu verstehen, ist ein Prozess. Dazu braucht es in erster Linie die Fähigkeit der Empathie, dann Fachlichkeit zum Verstehen seiner individuellen, biographischen und sozialen Situation. Diese reichen aber nicht aus, die Gefahr besteht, dass man an der Oberfläche bleibt und dadurch dem Menschen nicht gerecht wird; ‚Sie sehen nur meinen autistischen Außenpanzer, nie mein wirkliches Wesen.' (Birger Sellin, 1993, Seite 174). Dieser Aufruf zeigt, dass es eine individuelle Menschenerkenntnis, die sich auch intuitiver Möglichkeiten bedient, braucht, um den Menschen als Ganzheit wahrzunehmen." (Andreas Fischer, „Zur Qualität der Beziehungsdienstleistung in Institutionen für Menschen mit Behinderungen", Dornach, 2012, Seite 99)

Daher ist jeder Therapeut in seinem Berufsfeld im Hinblick auf seine Wahrnehmungsfähigkeit zur Selbstschulung aufgefordert. So kommt er einem Verständnis näher, warum ein Mensch sein gesundes Gleichgewicht verloren hat, welche Kräfte ihm fehlen, aber auch welche Ressourcen er besitzt. Für die Therapie wird er Laute auswählen, die das Fehlende ergänzen.

Wer therapeutisch mit den Kräften der Laute arbeitet, kann die

Erfahrung machen, dass keine eigene zusätzliche Energie in den therapeutischen Prozess zum Patienten hin investiert werden muss. Der Laut selbst wirkt. Vielmehr sollte die Energie darauf gerichtet sein, die Konzentration auf den Laut, auf seine chirophonetische Durchführung und auf die Reaktionen des Patienten aufrecht zu erhalten.

Als Therapeut ist man Mittler zwischen Laut und Patient. Als Mittler ist darauf zu achten, dass eine Stille in der eigenen Seele entsteht. Die eigenen Gedanken, Assoziationen, Sympathien und Antipathien müssen in diesem Moment zum Schweigen kommen. Dann ist „der Weg" für den Laut zum Patienten frei und er bleibt nicht in den Hindernissen seelischer Befindlichkeiten des Therapeuten stecken, wodurch er an Kraft verlieren würde. Es wirkt tatsächlich der Laut, ein „Nachdruck" seitens des Therapeuten ist nicht notwendig. Als Therapeut stellt man sich für die Lautübertragung zur Verfügung. Inwieweit die Reaktion des Patienten auf den Laut günstig ist, liegt dann nicht mehr beim Therapeuten. Wie bei allen Therapien gilt auch für die Chirophonetik, dass sie ein Angebot für den Patienten darstellt. Es liegt in der Freiheit des Menschen, sich auf dieses Angebot einzulassen oder nicht.

Sprache wirkt vollkommen selbstlos. Sie erfordert nur die beschriebenen Anforderungen an den Menschen, der die Laute überträgt. Die Laute verlangen nach keinen spirituellen Bekenntnissen oder Zugehörigkeiten zu bestimmten geistig arbeitenden Gruppen. In dieser Hinsicht besteht vollkommene Freiheit. Der respektvolle, achtsame und konzentrierte Umgang mit der Sprache reicht aus, damit sie ihre Kräfte zum Tragen bringt. Viele Eltern, die keinerlei Kenntnisse der Zusammenhänge von Sprache und ihren Hintergründen besitzen, aber die Chirophonetik vertrauensvoll für ihr Kind erlernt haben und damit gut helfen konnten, bekräftigen diese Tatsache.

Der Zusammenhang zwischen Lauten und Substanzen

Sowohl die Nahrungsaufnahme als auch das Sprechen findet im Mund statt. Die Zunge besitzt für die Geschmacksrichtungen sauer, süß, salzig und bitter jeweils entsprechende Zonen der Wahrnehmung. Auf jeden Geschmack folgt eine seelische Reaktion, die sich bis in die Mimik und Gestik hinein fortsetzen kann.

Beim Schmecken von Saurem beispielsweise zieht sich die Zunge von den seitlichen Rändern her zusammen und bildet in der Mitte eine Rille. Dieselbe Haltung nimmt sie ebenfalls ein, wenn die Laute S, SCH und CH gebildet werden. „Kurzum, der Mensch reagiert mit seiner Zunge, nicht selten auch mit seiner Mimik auf Geschmacksqualitäten, und er reagiert nicht anders, als wenn er z.B. im Leben der ‚sauren Tante' begegnet. Das Gesicht der ‚Tante' hat die Eigentümlichkeit, dass dieselben Teile der Zunge angesprochen werden, wie vom Geschmack des Essigs ... In den alten Mysterien hat man diese Zusammenhänge gewusst und gehandhabt, so dass die Schauspieler z.B. durch Essig oder durch Wermut vorbereitet wurden, Wort, Mimik und Gebärde zu finden." (Alfred Baur, Seite 254f)

Alfred Baur vergleicht nun die Tätigkeiten der Ernährung, insbesondere des Schmeckens, auf der einen und des Sprechens auf der anderen Seite. Er geht von der Frage aus: „Können wir in den Substanzprozessen der Natur, in deren Werden und Vergehen, etwas erblicken, das im Sprachprozess wieder erscheint?" (a.a.o., Seite 255)

Es wurde bereits mehrmals auf den Zusammenhang der schöpferischen Sprachkraft mit der Materie gewordenen Welt hingewiesen. Alfred Baur entwickelt den Gedanken in die Richtung weiter, dass die Stoffe der Welt in einem unmittelbaren Zusammenhang stehen mit den Vorgängen beim Sprechen. Dabei spielen die vier Artikulationsräume eine wesentliche Rolle. Gemeint sind die Artikulationsstellen der Zungenwurzel und des hinteren, weichen Gaumenanteils, dann die von der Zungenspitze berührte Stelle am vorderen Gaumen – dem Alveolarrand, des Weiteren die Lippen als Artikulationsort und schließlich die Nase, wobei die Nasallaute jeweils mit den ersten drei beschriebenen Stellen in Verbindung stehen.

„Die Lautbildung ist ein sinnenfälliges Phänomen, das zugleich ganz geistig ist ... Damit knüpfen wir an ein Lehrgut an, das, wie es scheint, seit vielen Jahrhunderten verschollen war, das Lehrgut der ephesischen Schule, die im Jahre 356 v. Chr. zu bestehen aufhörte. Man besaß dort eine Naturwissenschaft, die sich aber von der heutigen dadurch unterscheidet, dass man jedes Mineral oder lebendige Wesen vom Gesichtspunkt der Lautbildung her anschaute. Die Naturwissenschaft war erweiterte Sprachwissenschaft. Das erlaubte den dort herangebildeten Wissenschaftlern zu einer vielleicht nicht so weitverzweigten, aber doch sehr lebendigen Naturanschauung zu kommen. Sie verglichen das Werden in der Natur mit etwas, das auch immer nur im Werden vorhanden sein kann, eben mit dem, was sich in der Rede offenbart." (a.a.O., Seite 294)

„Es drängt sich nun die Frage auf, ob sich in der Natur typische Substanzprozesse finden, die mit den Lautprozessen zu vergleichen sind. Lässt sich im Substanzgeschehen das drinnen verzauberte Lautgeschehen finden? Zu welchen Substanzprozessen drängen die einzelnen Lautprozesse?" (a.a.O., Seite 257)

Mit dieser alchemistisch anmutenden Frage eröffnet Alfred Baur nun einen völlig neuen Zugang zur Sprache. Die Substanzen in der Natur bringt er in eine Verbindung mit der Artikulation der Laute. Er spricht von sechs „Leitbildern", die als typische oder charakteristische

Vertreter der Substanzen gefunden werden können. Diese „Leitbilder" finden sich wieder im Sprachgeschehen. Im Folgenden soll diese Idee, die in die therapeutische Praxis führt, zusammengefasst wiedergegeben werden.

Der Honigprozess – Das Licht für das Ich

„Nimmt der Mensch den Honig zu sich, so regt er durch das Gestaltungsprinzip des Lichtes seinen Organismus an, verfestigende Stoffe auszuscheiden. Das geschieht, weil durch den Honigprozeß das Ich in seiner Wirkung auf den Organismus unterstützt wird. Die Zunge schmeckt Süßes an der Spitze ..., an derselben Stelle, wo R, L, N, D, T und in gewisser Hinsicht auch S gebildet werden. Die Vokale I, A, O haben dort ihr Vibrationszentrum. Der Mensch spricht durch diese Laute geistig-substantiell dasselbe aus, was naturhaft die den Kosmos durchwellenden Ich-Kräfte aussprechen, die besonders im Honigprozess in Erscheinung treten." (a.a.O., Seite 265)

Die Chirophonetik findet ihre Anwendung auch im Bereich der Geriatrie. Die Behandlung von Unruhezuständen und Schlafstörungen bei alten Menschen mit Lauten, die dem Honig zugeordnet werden, zeigen deutliche Erfolge. Honig als Substanz bringt die ordnende Kraft des Ich in das sich verselbständigende Seelenleben hinein.

„Ja, es wirkt eben im Honig eine Kraft, die dem Menschen-Ich verwandt, für diese Ich-Organisation eintreten kann und Ich-mäßige Aufbau-Impulse in das Blut sendet. Das ist eben im Alter besonders wichtig, wenn die natürlichen Aufbau-Impulse des Ich erlahmen." (Rudolf Hauschka, „Ernährungslehre", Frankfurt am Main, 1979, Seite 111) Auf dieser Grundlage wurden anthroposophische Heilmittel mit Honig entwickelt, die dem sklerotischen Prozess entgegenwirken.

Im Bereich der Heilpädagogik werden die Honiglaute eingesetzt, wenn Stauungs- und Verhärtungstendenzen vorliegen. Dabei stehen der Wasserlaut L und der Luftlaut R im Vordergrund. Aber auch das

Denken kann durch die Honiglaute N, D und T angeregt werden. Hierbei kommt das lichthafte Element für das Bewusstsein zum Tragen, das diesen Lauten als Qualität innewohnt.

Der Wermutprozess – Der Starkmut

„Wermut bildet Bitterstoffe und das ätherische Öl, den Absinth. Nimmt man den bitteren Absud der Pflanze zu sich, dann wird im Organismus angeregt, dass sich Wässriges und Luftiges besser verbinden und kein zu großes Wohlbefinden im Leibe entsteht. Absinth bewirkt das Gegenteil. Der Geschmack des Bitteren veranlasst die Zunge, sich zurückzuziehen und rückwärts den Gaumen zu berühren: eine cholerische Gebärde. Dieselbe Stellung nimmt sie ein, wenn J, CH, NG, G, K gesprochen werden. Die Analogie weist darauf hin, dass diese Laute dieselbe Sprache sprechen, wie das Bittere in der Natur." (Alfred Baur, Seite 267)

Chirophonetisch werden die Wermutlaute im Bereich der Stoffwechselregion gestrichen. Wermut wirkt günstig auf das Leber-Galle System. Hier findet der Wille seine organische Grundlage. Mit den Wermutlauten zieht man in die Tiefe des Organismus hinein. „Bitter lässt den Menschen stark in sich kommen, er wird innerlich cholerischer", so Alfred Baur in einem Seminar im Oktober 1986. Die Wermutlaute verbinden das seelisch-geistige Wesen mit dem Stoffwechsel-Gliedmaßen-Willensbereich. Von Chirophonetik-Therapeuten wird eine Bewegungs-Willensaktivierung sowohl bei Kindern als auch bei Erwachsenen festgestellt.

Der Milchprozess – Die das Ich schützende Macht

„In der Milch wird zur Substanz, was als mütterliche Liebe das eben geborene Wesen beschützt und umhüllt. So schützen und umhüllen auch die Lippenlaute B, P, M und das U, in gewisser Hinsicht auch W und F, das Ich." (Alfred Bauer, a.a.O., Seite 282)

Die Laute, die Alfred Baur als Milchlaute beschreibt, stehen als

Lippenlaute dem Gefühlsleben nahe. Die umhüllende Geste wird chirophonetisch insbesondere durch die Laute M und B vermittelt. M wird in vielen Sprachen für das Wort „Mama" bzw. „Mutter" verwendet. Milchlaute führen zu einer verstärkten Selbstwahrnehmung. Sie ist die Voraussetzung dafür, sich allmählich auf die Erde einlassen zu können. Bereits im Bereich der Frühförderung werden mit der Chirophonetik die Milchlaute übertragen. Sie unterstützen maßgeblich insbesondere den Basalen Sinnesbereich, also Tastsinn, Lebenssinn, Eigenbewegungssinn und Gleichgewichtssinn. Diese vier Sinne verhelfen dem Menschen zu einer Identifikation mit seinem Leib. Darauf wird später noch eingegangen.

Der Anisprozess – Die Hingabe an den Kosmos

„Die Anispflanze hebt ihre Säfte hinauf in das Luftig-Lichte der Atmosphäre und vor allem in die Wärme, wo ihre Früchte beinahe verdorren. Dort bildet sich das sehr feine ätherische Öl. Mit dem Duft vergrößert sich eine Pflanze weit über die sichtbaren Grenzen in den umgebenden Kosmos hinaus. Wie sich Anis an den Kosmos hingibt, so gebärden sich auch die Nasale. Sie heben die Sprache ins Geistige und sind durch ihre Hingabe die sprachlichen Vorbilder für Wahrnehmen, Denken und Erinnern." Gemeint sind hier die Laute M, N, NG; D. und S. (Alfred Baur, a.a.O., Seite 273)

In der therapeutischen chirophonetischen Anwendung der Anislaute steht der Aspekt der verströmenden, sich hingebenden Qualität im Vordergrund. Interessant dabei ist, dass die Anislaute gleichzeitig auch Erdlaute sind. Die Anisqualität überwindet das Irdische und verwandelt es in Duft, Aroma, Hingabe, die den anderen Menschen zugute kommen. Man darf vorsichtig interpretierend sagen, dass die Anislaute Vorbilder sind, um eine einseitig gewordene, zu starke Bindung an die Erde zu überwinden und um vom zu stark gewordenen Egoismus zu einer von Liebe durchdrungenen Selbstlosigkeit zu gelangen.

Eine konstitutionell bedingte, zu starke Leibgebundenheit oder seelische Verengungen bis hin zu einem Zwangsgeschehen können durch die Anislaute günstig beeinflusst werden. Hier liegen Erfahrungen in den Bereichen Pädagogik, Heilpädagogik und Geriatrie vor.

Der Essigprozess – Die Ernüchterung

„Säuren, wie sie in der Natur vorwiegend die Pflanzenwelt durchziehen, sind ein Ausdruck von Substanz gewordener Nüchternheit. Fruchtsäuren sind gleichsam kindlich nüchtern. Essig ist das Endprodukt der Ernüchterung. ‚Essig hat seinen Rausch hinter sich',“ sagte Alfred Baur einmal während eines Seminars im Mai 1987.

„Die Zunge verhält sich gleich beim Schmecken des Sauren und beim Artikulieren der Laute S-SCH-CH-J.“ (a.a.O., Seite 276)

Essig hat einen konzentrierenden Charakter. Menschen, die sich seelisch-geistig zu sehr in die Peripherie verlieren, bekommen durch Essig die Hilfe, sich besser zentrieren zu können. Die Wirkung von Essig ist ernüchternd. Essiglaute sind auch Feuerlaute, das heißt, sie stehen in einem unmittelbaren Verhältnis zum Ich. Die Seele kann sich verlieren, das Ich kann gestaltend auf die Seele Einfluss nehmen und sie strukturieren. Das macht Essig auch. Deshalb werden Essiglaute chirophonetisch da eingesetzt, wo das Seelische aus der Peripherie zum Zentrum begleitet werden muss, was zum Beispiel bei der offen ausfließenden Konstitution der Fall ist, die Rudolf Steiner im Heilpädagogischen Kurs beschreibt. Essiglaute klären, sie regen die Wachheit an und helfen dem Menschen, wieder mehr aus seinem Ich heraus handeln zu können und weniger von rein seelischen Impulsen gelenkt zu werden.

Der Salzprozess – Die selbstlose Erkenntnis des Dauernden

„Von dem Verfestigen und Auflösen der Salze im Organismus hängt das bewusste Seelenleben ab. Der Mensch könnte nicht denken, wenn nicht Salz in seiner Nahrung enthalten wäre. Die Zähne sind die

Repräsentanten des Salzprozesses. Die Zahnlaute E, S, SCH, W, F sind Träger und Wächter des Gedankenlebens." (a.a.O., Seite 281)

Die Salzlaute wenden sich an das Bewusstsein des Menschen. Bei S und Sch stellen wir eine Doppelqualität von Säure und Salz fest. In Bezug auf die Denkfähigkeit und die Konzentration spielt, wie beschrieben wurde, Essig eine besondere Rolle. Auch Zitronensaft fördert erfahrungsgemäß die Konzentration. Somit vereinen S und SCH die Eigenschaften von Salz und Säure.

W und F sind Feuerlaute, die durch das Zusammenwirken von Lippen und Schneidezähnen entstehen. Der Bezug der Lippenlaute zum Gefühlsleben wurde bereits dargestellt. So zeigt sich in den Lippen-Zahnlauten W und F, dass hier therapeutisch auf das Zusammenspiel von Denken und Gefühl eingewirkt werden kann.

Das E steht dem Salz wesenhaft nahe. Es fokussiert, bringt auf den Punkt, festigt das Ich im Organismus und schafft Bewusstsein. Die Salzlaute werden chirophonetisch da angewendet, wo es um Bewusstseinsbildung geht und um die Festigung seelischer Struktur.

Die Idee Alfred Baurs, Substanzen mit Lauten in eine Verbindung zu bringen und dies bis in die praktische Umsetzung zu verwirklichen, wird von denjenigen, die chirophonetisch arbeiten, als ein Keim erlebt. Die Idee ist groß, sehr groß und beinhaltet für die Zukunft Möglichkeiten der wechselseitigen Ergänzung von Laut und Substanz. In welcher Beziehung stehen Medikamente und Laute? Hier stehen wir in der chirophonetischen Umsetzung noch am Anfang und können bisher nur wenig konkrete Aussagen darüber machen, inwieweit die chirophonetisch durchgeführten Laute bis in die organisch-physisch-ätherischen Zusammenhänge des Menschen hineinwirken. Die bisher gemachten Erfahrungen ermutigen dazu, weitere Forschungen in die Wege zu leiten.

Die Darstellung der Zusammenhänge zwischen den Substanzen und den Lauten möchte ich mit einem Zitat Alfred Baurs abschließen:

„Die Substanzprozesse der Natur sind unhörbare Lautbildungen, und die Lautbildungen der Menschen sind in Gebärden angedeutete Substanzprozesse. Diese sechs, die wir ausgesucht haben, scheinen uns besonders geeignet als Signaturen zu gelten. Dieselben großen ewigen Gesetze der Sprache existieren in den Substanzen wie im Menschen. In den Substanzen haben sie allerdings für unser Ohr ihre Hörbarkeit verloren und im Menschen vorläufig ihre Wirksamkeit. Doch gibt es Wege, das Sprechen der Natur wieder hörbar und das Sprechen des Menschen wieder wirksam zu machen." (a.a.O., Seite 294)

Die Wirkung der Laute auf das Ergreifen der Sinne durch die Individualität

Chirophonetik und die Basalen Sinne

Im Folgenden soll ausführlich auf die Wirkungsweise der Chirophonetik, insbesondere auf die sogenannten „unteren Sinne" oder „Basalen Sinne" eingegangen werden. Diese Sinne verhelfen dem Menschen zu einer Verbindung und Identifikation seines seelisch-geistigen Wesens mit dem Leib. Man kann sie als Fundament und Anker des Menschen im Hinblick auf die Durchdringung und Inbesitznahme des physisch-ätherischen Leibes verstehen. Das gilt sowohl für die kindliche Entwicklung als auch generell für alle Situationen, in denen die Verbindung zwischen Geist-Seele und Körper beeinträchtigt wird. Verschiedenste Faktoren können die Verbindung zu den Sinnen und damit zum Leib als Instrument der Seele erschweren. Eine Inkarnationsstörung ist die Folge. Ihr Auftreten ist nicht beschränkt auf die Bereiche der Heilpädagogik, Geriatrie und Psychiatrie, vielmehr kann bei jedem Menschen durch Krankheit, Drogenkonsum, Narkosenachwirkungen, Schockzustände, Lebensmittelallergien und -unverträglichkeiten, Lebenskrisen, seelische Erschütterungen und viele andere Faktoren eine Irritation im Bereich der Basalen Sinne auftreten. Allgemein ausgedrückt kann dies zu einem labilen Inkarnationszustand führen. Die Chirophonetik bietet in vielen Situationen, wo diese Irritationen auftreten, eine konkrete und individuell einsetzbare Hilfe.

Der Tastsinn

Die Übertragung der Luftströmungsformen auf den Körper des Patienten geht mit der Berührung des Körpers einher. Die Wahrnehmung, berührt zu werden, ist durch den Tastsinn möglich. Das aber setzt den wachen, inkarnierten Menschen voraus. Ein schlafender Mensch oder ein Mensch, der aufgrund eines Schocks, von Drogen, einer Krankheit oder einer Behinderung nur eine reduzierte Beziehung zu seinem Körper hat, nimmt es entweder nicht oder zumindest nur abgeschwächt wahr, wenn er berührt wird. Warum ist das so? Eine Sinneswahrnehmung haben zu können, setzt voraus, dass der Mensch über seine Sinne mit seinem seelisch-geistigen Wesen in Verbindung steht. Wird zum Beispiel mein Arm berührt, so erlebe ich seelisch eine angenehme, unangenehme oder vielleicht auch neutrale Empfindung. Das geistige Erleben der Tasterfahrung beschreibt Steiner als „Durchdrungen sein mit dem Gottgefühl". (Zitiert von Karl König, „Sinnesentwicklung und Leiberfahrung", Stuttgart, 1971, Seite 25)

Wie kann man diese Aussage verstehen? Ein Interpretationsversuch dieser Aussage besteht darin, dass die gewordene und werdende Welt als Schöpfung einer höheren Macht oder Gottes gedacht und empfunden werden kann. Der Mensch ist ein Teil dieser Gottes-Schöpfung, auch er ist ein gewordenes und immer auch werdendes Wesen. Durch den Tastsinn trete ich als Mensch in ein Verhältnis zur Schöpfung, die sowohl außer als auch in mir ist. Die Folge und Wirkung dieser Tasterfahrung ist das von Steiner beschriebene Gefühl, von Gott durchdrungen zu sein. Man kann davon ausgehen, dass dieses Gefühl sich tief in unserem Unbewussten manifestiert, wenn das seelisch-geistige Wesen des Menschen dazu in der Lage ist, sich ungehindert und auf natürliche oder gesunde Weise mit dem Tastsinn als Sinnesorgan des physischen Leibes zu verbinden. Diese Verbindung des Menschen mit seinem Leib über die Sinne berührt das Geheimnis der Inkarnation. „Durchdrungen sein mit dem Gottgefühl" kann als ein Geschenk des Himmels verstanden werden, das der Mensch mitbekommt, wenn er seine irdische Lebensreise antritt. Ein Geschenk, das ihm die Daseinssicherheit vermittelt, dass er nie alleine und verlassen ist, sondern mit jeder Tastsinneserfahrung anknüpfen kann an die vorgeburtliche Erfahrung, geborgen zu sein in der himmlischen, göttlichen Welt.

So ist es berechtigt, den Tastsinn zutiefst mit der Lebenssicherheit gebenden Erfahrung des Vertrauens in Verbindung zu bringen. Das kleine Kind, das weint, beruhigt sich, wenn es auf den Arm genommen wird. Man weiß heute, wie wichtig es für die gesamte Entwicklung und insbesondere für die Bindungsfähigkeit ist, dass Kinder, besonders wenn sie zu früh geboren wurden, bereits im Brutkasten die existenzielle Erfahrung menschlicher Nähe durch Berührung machen können. Die Berührung im Säuglingsalter ist eine Fortsetzung der Berührungserfahrung während der Schwangerschaft, wenn der Rücken des Kindes mit dem mütterlichen Uterus in einer Berührungsbeziehung steht. Beim noch weiteren Zurückgehen kommt man wieder in den vorgeburtlichen Zustand, bei dem davon ausgegangen werden darf, dass ein fortwährend geistiges Berührt- und Umhülltwerden die Urerfahrung der noch nicht auf die Erde hinabgestiegenen Seele ist.

Noch weitergehend kann der Tastsinn, in Anlehnung an Henning Köhler, auch als „Entängstigungssinn" bezeichnet werden.

„Es sind nämlich diese ängstlichen, zaghaft-scheuen, immer Zuflucht suchenden, vor allem Fremden, Neuen, Ungewohnten zurückschreckenden Kinder, bei denen wir, wenn wir ihnen helfen wollen, unser Augenmerk besonders auf den Tastsinn richten müssen.", so Köhler in seinem Buch „Von ängstlichen, traurigen und unruhigen Kindern" (Stuttgart, 1994).

Über den Tastsinn und die hörbare Sprache vermittelt die Chirophonetik eine Hüllebildung um den Menschen herum, die Gefühle von Schutz und Geborgenheit vermitteln.

„Zugleich wird in den sprachlichen Vorgängen noch ein Weiteres deutlich: Sprache erschöpft sich nicht in bloß sachlicher Information und Kommunikation, sondern sie ist zugleich auch Ausdruck der Persönlichkeit eines Menschen und damit Ausdruck seines Geistigen. Die Sprache wird dann zur Erfahrung von den in der Umwelt des Kindes lebenden Individualitäten. Sie ist für das Kind ein Wahrnehmungsfeld im Sinne der Persönlichkeitswahrnehmung. Daher muss die Sprache lebendig und bewusst gepflegt werden und darf nicht auf dasjenige reduziert werden, was das Kind unmittelbar verstehen kann." (Rüdiger Grimm, „Perspektiven der Therapeutischen Gemeinschaft in der Heilpädagogik", Bad Heilbrunn, 1995, Seite 93)

Wer Angst hat und dann in den Arm genommen wird, bekommt das Gefühl von Sicherheit und gewinnt wieder Mut und Zuversicht. Mit jeder Berührung erfährt der Mensch das Gefühl einer Daseinsbestätigung. Durch Berührungen, aktive und passive, empfinde ich mich in meinem Sein und im weiteren Sinne auch in meiner Begrenzung gegenüber der Welt. Berührung bewirkt Bewusstsein. Beim Liegen in einem lauwarmen Bad verschwimmen bald die Grenzen zwischen innen und außen, die Tasteindrücke, der Widerstand an der Welt, wird geringer und es tritt verringertes, abgedämpftes Bewusstsein bzw. Müdigkeit auf. Menschen, die mit ihrem seelisch-geistigen Wesen den Tastsinn nicht gut durchdringen können, tun sich schwer im Aufrechterhalten eines konstanten, klaren, präsenten Tagesbewusstseins. Man kann das am Schlafverhalten bemerken. Eine Erfahrung besagt: So wach wie der Mensch am Tag ist, so tief schläft er auch.

Der Tastsinn wird während der chirophonetischen Behandlung intensiv angesprochen. Dadurch, dass die Laute auf den Körper übertragen und gleichzeitig gesprochen werden, findet eine Tastsinn- und Hörsinnerfahrung statt. Je nach Wirkung des Lautes, der gestrichen wird, finden nun auch ganz unterschiedliche Tasterfahrungen statt. Menschenkundlich gesehen kann man sich vorstellen, dass durch die

Berührung der Astralleib als Träger des Bewusstseins mit dem Ich an die Stellen hingeht, die berührt werden. Wie beschrieben wurde, haben die Laute auf das Ich und den Astralleib ganz unterschiedliche Wirkungen. Bei Menschen, die schwach in ihrem Tastsinn verankert sind, so dass sie keine oder nur eine geringe natürliche Schmerzempfindung beziehungsweise Schmerzreaktion zeigen, wird derselbe Laut öfter wiederholt als es sonst der Fall wäre, um allmählich ein Bewusstsein für die berührten Stellen entwickeln zu können.

Auch die chirophonetische Arbeit an den Armen und Beinen hat die erhöhte Bewusstseinsbildung für das dementsprechende Gliedmaß als Ziel. Dabei wird auf den bei Therapeuten wichtigen Grundsatz geachtet, dass alles, was am Rumpf und an den Armen gearbeitet wird, eine im Hinblick auf die Lebenskräfte tendenziell aufbauende Wirkung hat. Die Arbeit an Beinen und Füßen wirkt auch weckend auf den Kopf. Das hat eine das Bewusstsein fördernde Wirkung mit der Folge eines tendenziellen Abbaus der Lebenskräfte.

Die Berührungen folgen in der Chirophonetik den Lautgesetzen der jeweiligen Luftströmungsgestalten. Die Berührung hat dadurch einen objektiven Charakter. Das wird von den Menschen, die Mühe damit haben, berührt zu werden, unmittelbar wahrgenommen. Gerade bei Kindern mit einer Autismus-Spektrum-Störung kann man oft die Erfahrung machen, dass die Chirophonetik aufgrund ihrer objektiven Berührungsabsicht durchaus ertragen wird, wohingegen jede subjektiv intendierte, also mit einer Emotion verbundene Berührungsabsicht, eher abgelehnt wird.

Besteht die Absicht, die höheren Wesensglieder speziell mit dem Tastsinn in ein näheres Verhältnis zu bringen, bieten sich unter anderem die Erdlaute an. Sie besitzen alle eine Luftströmungsgestalt mit einer flächigen vollen Berührung. Je nach Situation können selbstverständlich auch andere Laute gewählt werden.

Von der Pforte des Tastsinnes aus erstreckt sich die Wirkung der Chirophonetik nun auf die weiteren Sinnesfelder.

Der Lebens- oder Vitalsinn

Die Praxiserfahrung zeigt, dass der Tastsinn mit dem Lebenssinn, bildhaft gesehen, Hand in Hand einhergeht. Das heißt, was die Seele an Tast-Sinnerfahrungen macht, gibt sie unmittelbar an den Lebens- oder Vitalsinn weiter. Der Lebenssinn fasst verschiedenste Körperzustände im gesunden Fall zusammen als seelisches Empfinden von Wohlbehagen. Körperlich-energetische Missempfindungen beeinträchtigen das Gefühl des Wohlbehagens. Werden die Missstimmungen wieder beseitigt, dann können sich Wohlbehagen und damit einhergehend ein Gefühl von Lebenssicherheit einstellen.

Die chirophonetische Behandlung wirkt über Berührung, die Verwendung von Öl und wärmenden Utensilien, über eine ruhig gestaltete Umgebung und besonders durch die Lautwahl unterstützend auf den Lebenssinn. Das hängt damit zusammen, dass der Lebens- oder Ätherleib des Menschen sowohl über die Laute als auch über die Regionen der Berührung beeinflusst werden kann. So wie der Tastsinn mit dem physischen Leib und dem Element Erde in Verbindung steht, so der Lebenssinn mit dem Lebensleib und dem Element Wasser. Der dem Wasser zugeordnete Laut ist das L. Mit dem L wird dem Lebensleib, bildhaft gesprochen, das Wasser des Lebens vermittelt. Das wirkt sich unmittelbar „nährend" auf den Lebenssinn aus. Darüber hinaus wirkt die Chirophonetik harmonisierend auf den Wärmehaushalt und die Atmung. Das sind Faktoren, die den Lebenssinn unterstützen.

Auf der anderen Seite wirkt, von der seelischen Seite aus gesehen, die Empfindung der Begrenzung des eigenen Leibes, die durch die Berührung und Lautvermittlung hervorgerufen wird, wohltuend auf den Lebenssinn. Die Wirkung der seelischen Befindlichkeit auf den Lebenssinn sollte nicht vernachlässigt werden. Seelisches Erleben und physisch-ätherische Befindlichkeit, beide werden wahrgenommen durch den Lebenssinn. Es sind zwei Kräftewirkungen, die sich im Bereich des Lebenssinnes vereinigen und maßgeblich zu seiner Wirkungsweise beitragen. Auf beide beschriebene Qualitäten hat die Chirophonetik durch die entsprechende Lautwahl und ihre methodische Anwendung Einfluss.

Der Eigenbewegungssinn

Verschiedene Ursachen können dazu führen, dass die vollzogene Bewegung innerlich nicht ausreichend mit- und nachvollzogen werden kann. Die zentrale Aufgabe des Eigenbewegungssinnes, die eigene Bewegung bewusst wahrzunehmen und sie damit willentlich steuern und koordinieren zu können, setzt voraus, dass das seelisch-geistige Wesen sich mit seinem Muskelorganismus gut verbinden kann. Die gesamte Muskulatur dient als Wahrnehmungsorgan des Eigenbewegungssinnes. Wird durch eine Erkrankung oder Behinderung die Wahrnehmung der eigenen Bewegung irritiert oder verringert, dann „findet" der Mensch seine Arme und Beine nicht mehr richtig. Entsprechend erfolgt die Koordination und Sinnhaftigkeit der Bewegung reduziert.

Mit der Chirophonetik können die Laute auch an die Arme und Beine übertragen werden. Berührung schafft Bewusstsein für die berührte Stelle, das heißt, der Astralleib wird für die berührte Stelle „interessiert". Der Astralleib wird dem Element Luft zugeordnet. Wir haben das R als Luftlaut kennengelernt. Gerade das R in seiner innigen Beziehung zum Astralleib schafft die Beziehung zwischen den Gliedmaßen und dem Astralleib. Berücksichtigt man die menschenkundliche Tatsache, dass der Astralleib der Impulsgeber für jede Bewegung ist, dann ist es nachvollziehbar, dass gerade durch das R der Astralleib impulsiert wird, sich mit der behandelten Stelle zu verbinden. Gelingt es, diese Verbindung herzustellen, dann wird der Bewegungsimpuls wahrnehmbar und auch die Gestaltung der Bewegung wird bewusster – ein Zeichen dafür, dass sich das Ich, in Verbindung mit dem Astralleib, in die Bewegung einschaltet und somit Sinn und Struktur vermittelt.

Es liegen vielfältige Erfahrungen vor, wie Chirophonetik bei Bewegungsentwicklungsstörungen in der beschriebenen Weise unterstützend helfen kann.

Der Gleichgewichtssinn

Die Luftströmungsformen der Laute werden so übertragen, dass – in verschiedener Durchführung und je nach Laut – sowohl die linke als auch die rechte Seite des Rückens gestrichen werden. Auf die Wirbelsäule wird das I übertragen. So haben wir also die rechte Seite, die linke Seite und deren Mitte. Laute können chirophonetisch so gestrichen werden, dass man Schwerpunkte auf links, rechts oder die Mitte setzen kann. Das ermöglicht, das Bewusstsein für beide Körperhälften und deren Mitte zu verstärken. Werden solche Anwendungen immer wieder durchgeführt, kann sich das Ich zunehmend zentrieren, das heißt, sich in der Mitte von links und rechts erleben. Durch die Arbeit am Rücken und an den Beinen haben wir auch die Dimension des Oben und Unten, die ins Bewusstsein gerufen und seelisch somit besser miteinander verbunden werden können. Dieser chirophonetische Behandlungsansatz wird in der Praxis insbesondere bei der Behandlung von Lähmungen häufig angewendet.

❀ Achim ❀

Mir wurde Achim vorgestellt, ein vierjähriger Junge, der aufgrund eines Sauerstoffmangels während der Geburt eine Hemiplegie (Halbseitenlähmung) erlitt. Er konnte weder gehen noch verständlich sprechen. Da es für ihn nicht möglich war, auf dem Bauch zu liegen, wurde er im Sitzen behandelt. In einem ersten Schritt ging es darum, die Beziehung zum eigenen Leib über die Basalen Sinne zu fördern. Dies geschah mit Lauten, die am Rücken, an den Armen und an den Beinen gestrichen wurden. Darüber hinaus kamen insbesondere Laute zur Anwendung, die die Beziehung vom Ich zum Gleichgewichtssinn unterstützen. Wir gingen soweit ins Detail, dass wir jeden einzelnen Finger und jeden einzelnen Zeh in die Behandlung einbezogen.

Achims Mutter erlernte die Chirophonetiklautreihen, die wir in circa sechs- bis siebenwöchigen Abständen jeweils neu entwickelten. Meist kann nach etwa dieser Zeitspanne eine Entwicklungsveränderung erlebt werden, sodass sich eine neue Lautreihe der Situation anpasst und sie weiterführen soll.

Achims erste Reaktion war die zunehmende Bemühung sich aufzurichten. Auch nahmen seine Bewegungsimpulse zu, zum Beispiel nach etwas zu greifen. Das Sitzen auf dem Schoß wurde sicherer und nach etwa einem Jahr konnte er frei stehen. Damit ging eine Verbesserung der Feinmotorik und auch der Sprachmotorik einher. Achim lernte Laute zu sprechen, die er bis dahin nicht sagen konnte. Später war es ihm möglich, fließend zu sprechen.

Daraufhin setzte das freie Gehen ein, wobei wir weiter intensiv an der Schulung des Gleichgewichtssinnes arbeiteten. Durch eine enge Zusammenarbeit zwischen Chirophonetik und

Physiotherapie gelang es Achim, mit seiner Körperbehinderung umzugehen und sich ohne Hilfsmittel zu bewegen.

Chirophonetik und die Mittleren Sinne

Es wird nun beschrieben, wie die sogenannten „Mittleren Sinne" von der Chirophonetik positiv beeinflusst werden können. Gemeint sind damit der Geruchs-, der Geschmacks-, der Seh- und der Wärmesinn. Diese Mittleren Sinne werden auch Gefühlssinne genannt, weil sie das emotionale Leben stark beeinflussen. Sie geben dem Menschen die Möglichkeit, mit der Umwelt in einen Austausch zu kommen.

Geruchs- und Geschmackssinn können im Hinblick auf die chirophonetische Wirkung gemeinsam betrachtet werden. Insbesondere spielt hier die Wahl des geeigneten Öles für die Behandlung des Patienten eine Rolle. Man kann Kinder, soweit sie dazu in der Lage sind, unter verschiedenen Ölen dasjenige auswählen lassen, mit dem sie behandelt werden möchten. In den meisten Fällen wählen Kinder instinktiv das Öl, das ihnen gut tut. Die Wirkung der verschiedenen Öle und ihrer Aromen ist eine Wissenschaft für sich: Lavendelduft beruhigt, Rosmarin regt an, Rose harmonisiert, Zitrone wirkt erfrischend, zentriert und macht wach. Die Aromatherapie bietet reichhaltige Literatur für alle, die sich näher mit diesem Thema beschäftigen möchten. Der Geruchssinn kann durch die Wahl des Öles in die chirophonetische Behandlung einbezogen werden, was immer eine günstige Wirkung auf den Lebenssinn hat. Menschen mit Allergien gegen Öle und Aromen können auch mit geruchsneutralem Puder oder Mandelöl behandelt werden. Interessant ist die Aussage Alfred Baurs, wonach „die Wahrnehmung des Anderen metamorphosiertes Schmecken ist." (Seminar im Mai 1987)

Die Wirkung der Chirophonetik ist besonders hilfreich, wenn das Riechen beziehungsweise die Stimulation des Geruchssinnes zu stark im Vordergrund des Seelenlebens steht. Damit ist das bei manchen Menschen zu beobachtende Phänomen gemeint, alles beriechen zu müssen. Man hat bei ihnen den Eindruck, dass sie sich durch das Beriechen der Gegenstände Informationen holen wollen, die sie anders nicht bekommen.

Ein anderes Phänomen besteht in Menschen, die sich selbst vermutlich stärker wahrnehmen, wenn sie sich speziellen starken Geruchsreizen aussetzen. In einer Therapie wurde mit einem Kind gearbeitet, das leidenschaftlich gerne Müll oder Kompost roch. Wann immer sich die Gelegenheit dazu bot, eilte das Kind zu den entsprechenden Mülleimern, steckte seinen Kopf weit hinein und inhalierte den Geruch offensichtlich mit Genuss. Eine naheliegende Interpretation dieses Verhaltens lag darin, dass sich das Kind nur schwach selbst wahrnahm und durch extreme Gerüche eine Sinnes- und damit auch Eigenwahrnehmung vermittelt bekam.

Mit der Chirophonetik bieten sich über die Berührung, das aromatische Öl, das Sprechen und die Lautwahl eine Fülle von Möglichkeiten die Eigenwahrnehmung eines Menschen zu steigern. Zudem kann über Wörter und Reime oder durch das Streichen kurzer Sätze die Vorstellungsbildung angeregt werden. Eine Intensivierung dieses Geschehens findet durch die Arbeit an den Füßen statt, wodurch das Bewusstsein gesteigert werden kann. Darüber wurde bereits gesprochen. Wir erinnern uns, dass die Arbeit an den Füßen den Abbau der Lebens- oder Ätherkräfte fördert. Dieser Abbau ist Voraussetzung dafür, dass überhaupt Vorstellungen gebildet werden können. Ist im Kopfbereich der Aufbau der Lebenskräfte zu stark, ist das Denken vergleichsweise so mühsam wie nach einer üppigen Mahlzeit. Die Stoffwechselkräfte nehmen dann den ganzen Menschen in Anspruch, einschließlich seines Kopfes, und das Denken fällt schwer, solange dieser Prozess andauert.

Das ständige „Beriechen" von Gegenständen kann auch so interpretiert werden, dass das exzessive Riechen anstelle der Vorstellungsbildung geschieht. Eine andere Hypothese wäre, dass durch dieses Verhalten die gegenständliche Welt wie einverleibt wird; alles wird in die Sphäre des Geruchssinnes gebracht und die sonst bestehende Distanz zur Umwelt, aus der heraus sie beurteilt und erkannt wird, bricht zusammen. Innen und außen verschmelzen, die Welt der objektiven Dinge hört als getrennte auf zu sein. Ein gesund entwickelter Mensch nimmt den Geruchssinn durchaus auch zur Hilfe, wenn er zum Beispiel beurteilen will, ob das Fleisch, das er gerne essen möchte, noch gut ist. Oder man riecht an der Milch, ob sie noch verwendbar oder bereits sauer ist. Jedoch wird ansonsten im gewöhnlichen Leben die Urteilsbildung eher aus der erkennenden Distanz heraus geschehen.

Der beschriebene Ansatz der Chirophonetik, die Eigenwahrnehmung zu unterstützen und das Vorstellungsleben zu impulsieren, wird auch bei der beschriebenen Grenzproblematik im Erleben von Innen und Außen zum Einsatz kommen. Die Steigerung der Erfahrung: „Hier bin ich und da draußen ist die Welt" kann ein Nachlassen des exzessiven Riechens zur Folge haben. Die Welt wird dann zunehmend auch über das Verstehen erfahren.

Der *Sehsinn* kann durch die chirophonetische Behandlung angeregt werden. Die Grundlage dafür ist, dass das Ich im Kopf besser zentriert werden kann. Dabei steht die Arbeit an den Füßen und Beinen mit der entsprechenden Lautwahl im Vordergrund. Werden die Füße behandelt, wirkt sich das unmittelbar weckend und klärend auf den Kopf aus. Als Folge fokussiert sich der Blick besser und ein willentlich schärferes Sehen kann entwickelt werden. Die Veränderung im Bereich des Sehsinns lässt sich daran feststellen, dass die Augenstellung sich in einer fokussierenden Position befindet. Aufgrund einer zunehmenden Ich-Präsenz kann man bei manchen Menschen feststellen, dass sie Blickkontakt zunehmend besser ertragen.

Frau Dr. Baur machte als Ärztin die praktische Erfahrung, dass es eine Beziehung zwischen Knie und Auge gibt. Sie berichtete von einer Patientin, deren Sehstörungen besser wurden, nachdem die Probleme mit dem Knie erfolgreich behandelt worden waren.

Beim *Wärmesinn* wird durch die Chirophonetik über die Berührung und die Lautwahl ein erhöhtes Bewusstsein für die Umgebungstemperatur geweckt und ihre differenzierte Wahrnehmung veranlagt. Die Behandlung des Wärmesinnes, also die Bewusstmachung für das Darinnenstehen in verschiedenen Temperaturverhältnissen, geht sehr eng mit der Bewusstmachung des Tastsinnes einher. Früher war der zu behandelnde Patient der Umgebungstemperatur gegenüber vielleicht gleichgültig. Manche Menschen halten sich ohne ein Zeichen von Unwohlsein nur mit einem T-Shirt bekleidet bei Minusgraden im Freien auf und merken nicht, dass sie sich dadurch gefährlich unterkühlen. Die Wirkung der chirophonetischen Behandlung zeigt sich darin, dass nun Reaktionen auf die sie umgebende Temperatur festgestellt werden können. Ein Kind zeigt vielleicht, dass es friert und etwas Warmes zum Anziehen haben möchte.

Chirophonetik und die Höheren Sinne

Der Hörsinn

Der hinter uns liegende Raum ist der eigentliche Hörraum. Wir erfassen und durchdringen seelisch die räumlich hinter uns liegende Welt, indem wir sie hören. Auch wenn sich dieser Raum uns visuell nicht erschließt, können wir ihn doch wahrnehmen und auf die Hörwahrnehmung vertrauen. Die Entwicklung von Vertrauen generell hängt eng mit dem Funktionieren des Hörraumes zusammen.

Die Chirophonetik wird am Rücken und somit im Hörraum durchgeführt. Der hörende Mensch wird angesprochen, das Sehen weicht in den Hintergrund. Auch der schwerhörige und taube Mensch wird mit der Chirophonetik auf dem Rücken behandelt. Während mit den Händen auf dem zuvor eingeölten Rücken die Luftformen gesprochen übertragen werden, wird der ganze Rücken zu einem erweiterten Hörorgan. Der Herzpunkt wird in der Praxis als eine „offene" Stelle erfahren. Menschen, die sich wegen ihrer Schwerhörigkeit chirophonetisch behandeln lassen, berichten, dass sie den Lauten besonders nahekommen, wenn die Sprache des Therapeuten auf diese Stelle gerichtet wird. Eine chirophonetische Behandlung beinhaltet das Sprechen und Zuhören, aber auch das Schweigen und das In-die-Stille-gehen. Immer, nachdem ein Laut gestrichen wurde, entsteht vor dem Streichen des nächsten Lautes ein Moment der Pause, der Ruhe und der Stille. Das, was vom Patienten gespürt und gehört wurde, wird in diesem Stillemoment verinnerlicht. Der Laut wird jetzt aufgenommen, nun findet er seinen Wirkungsort.

Die Stille schafft eine Empfindung, bei sich anzukommen. Die Aufmerksamkeit wird durch diesen Augenblick des ruhigen Innehaltens gesteigert. Die Aktivitäten des Sprechens und Hörens finden ein Gegengewicht im Schweigen und in der Erfahrung der Stille. Man muss lernen, diese Erfahrung auszuhalten. Das Entstehen des Stilleraumes ist ein Vorgang, der willentlich vom Therapeuten hervorgerufen wird. Mit der Stille, die zwischen vergangenem und zukünftigem Tun entsteht, kommen Therapeut und Patient gemeinsam in einen Augenblick der Geistes-Gegenwart, die mit der gemeinsamen Wahrnehmung des Nachklanges und des Ankommens des Lautes erfüllt ist. Die Stille schafft den Hörwillen und das Interesse für den Hörinhalt. Unablässiges Reden und ständige Aktivität ermüden. Die Stillepausen bewirken die Präsenz der Seele und verstärken die gegenseitige Wahrnehmung. Es ist ein Vorgang des Ein- und Ausatmens auf der Ebene des Hörsinnes.

Sowohl bei Kindern als auch bei Erwachsenen, die wegen ihrer Schwerhörigkeit behandelt werden, kann man immer wieder versuchen zu verstehen, wie groß der physische Anteil ist, der die Schwerhörigkeit verursacht und wie groß der Anteil der Seele ist, die sich wie resigniert aus dem nicht gut funktionierenden Ohr zurückgezogen hat. Bei der chirophonetischen Behandlung schwerhöriger Menschen wird dieser resignative Aspekt berücksichtigt, indem die Frage gestellt wird, wie das Interesse der Seele am Hören gesteigert werden kann.

Antonella

Mir wurde ein zwölfjähriges Mädchen vorgestellt, deren Schwerhörigkeit so massiv war, dass sie keine Hörgeräte benutzen konnte. Sie wurde seit Jahren in einer Universitätsklinik medizinisch begleitet und von dort kam auch der Rat, Antonella ein Cochlea Implantat einzusetzen. Mit dem Cochlea Implantat wird ein mechanisch erzeugtes Hören möglich, das Innenohr wird aber durch den Einsatz dieses Gerätes unwiderruflich zerstört. Die Familie konnte sich nicht zu diesem Schritt entschließen. Sie fanden den Weg zu der „Außenseitermethode" der Chirophonetik und nahmen die Reise von Italien nach Deutschland auf sich, um diese Methode für ihre Tochter zu erlernen.

Mithilfe einer Dolmetscherin erzählten mir Antonellas Eltern ihre Geschichte. Bis zum dritten Lebensjahr war ihre Entwicklung unauffällig. Durch eine Infektion wurde das Gehör immer schlechter bis hin zu einer hochgradigen Schwerhörigkeit. Das, was Antonella sprachlich bereits konnte, verlor sich mit der Zeit. Es war ein großes Glück, dass die Infektion nur die Ohren betraf und nicht zu einer generellen Behinderung geführt hatte. Antonella sprach mit Gesten.

Ich hatte die Hoffnung, dass es doch noch Hörreste gab, auf die man aufbauen konnte. Dazu gehörte die Klärung der Frage, inwieweit die Schwerhörigkeit tatsächlich unwiderruflich physisch begründet war, beziehungsweise welchen Anteil die Seele daran hatte mit ihrer Erfahrung, dass der Hörsinn nicht mehr in der früher gewohnten Weise zur Verfügung stand und sich so nach und nach resignativ aus diesem Sinnesfeld zurückgezogen hatte.

Trotz der Erklärungen ihrer Eltern hatte Antonella Angst davor, sich auf die Massageliege zu legen und wurde deshalb anfangs im Sitzen behandelt. Ich sprach die Laute außergewöhnlich laut und sehr dicht über ihrem Herzpunkt. Offensichtlich spürte sie Lautvibrationen, die sie zum Lachen brachten. Bald war ihr Vertrauen soweit hergestellt, dass sie sich auch auf die Massagebank legen konnte. So war der Rücken als ausgebreitetes Hör-Wahrnehmungsorgan leichter erreichbar.

Es gibt Laute, die bei Schwerhörigkeit erfahrungsgemäß gut wirken. Dazu gehört das A, das in seiner Wirksamkeit schon beschrieben wurde. Auch das R und das G gehören zu den Lauten, die den Zugang zum Hören unterstützen. Andere Laute werden, je nach Situation des Patienten, dazugenommen. Antonella hatte eine besondere Vorliebe für das R. Das R wird chirophonetisch mit den Fingern in einer vibrierend-hüpfenden Bewegung auf der Wirbelsäule durchgeführt, was viele Kinder sehr gerne haben. Vom R konnte Antonella nicht genug bekommen, ich strich es ihr auch an den Armen und an den Beinen. Ich zeigte den Eltern, was sie mit ihrer Tochter chirophonetisch zu Hause üben konnten. Es handelte sich um eben diese Lautreihen, die eine harmonisierende, aber auch weckende und öffnende Wirkung in sich trugen. Die Eltern führten die Chirophonetik regelmäßig durch. Nach einem halben Jahr ermutigten sie die aktuellen Untersuchungsergebnisse der Klinik dazu, erneut den Weg nach Deutschland auf sich zu nehmen. Wir änderten die Lautreihe, nahmen Wörter und rhythmische Verse dazu, unter anderem auch den Namen „Antonella".

Es gibt während der Durchführung der Chirophonetik das Phänomen, dass sich ein Gefühl einstellen kann, ob man mit dem, was man auf den Menschen überträgt, auch tatsächlich „ankommt". So kann zum Beispiel das rein subjektiv zu verstehende Bild auftreten, man arbeite auf einer steinernen Fläche, also der Eindruck, dass die Laute nicht durchkommen. Oder es stellt sich die Empfindung ein, dass die gewählte Lautreihe zwar wohl überlegt und begründet ist, den Menschen aber dennoch nicht erreicht. Dann gibt es die Empfindung, dass die Laute unmittelbar Zugang finden und der Mensch sie aufnimmt wie ein trockener Schwamm das Wasser. Während Antonellas erstem Besuch hatte ich bei manchen Lauten den Eindruck, dass sie „ankommen", bei anderen Lauten jedoch, dass sie Antonella nicht erreichen.

Jetzt, bei ihrem zweiten Besuch, war meine subjektive Empfindung die, dass Antonella viel „weicher" beziehungsweise aufnahmefähiger geworden war und die Laute sie wesentlich leichter erreichten als beim ersten Mal. Wieder arbeiteten die Eltern anschließend zu Hause regelmäßig weiter mit den neu zusammengestellten chirophonetischen Lauten, Wörtern und Rhythmen. Antonella machte so gute Fortschritte in ihrer Hörwahrnehmung, dass ihr ein Hörgerät angepasst werden konnte. Es war beeindruckend zu erleben, wie sich ihr die Welt des Hörens zu erschließen begann. Parallel dazu machte sie sprachlich große Fortschritte.

Nach etwa zwei Jahren konnten wir die chirophonetische Behandlung beenden.

Der Sprachsinn, der Gedankensinn und der Ich-Wahrnehmungssinn

Chirophonetik als Sprachanbahnungstherapie

Wie es bereits in Alfred Baurs Biografie beschrieben wurde, war ein nicht sprechender Junge für Alfred Baur der Anlass, die Idee der Chirophonetik zu entwickeln. Die neu gefundene Methode erwies sich bei dem Kind als so erfolgreich und vielversprechend, dass Alfred Baur ermutigt wurde, sie auch bei anderen nicht sprechenden Kindern wiederum erfolgreich anzuwenden. Warum aber hat die Chirophonetik bei nicht sprechenden Menschen eine so günstige Wirkung?

Wenn hier vom nicht sprechenden Menschen die Rede ist, wird das Gebiet des Mutismus (psychogenes Schweigen) außer Acht gelassen. Im Kapitel „Beispiele aus der Praxis" kommen wir auf den Mutismus zurück. Es soll auf die Sprachentwicklungsstörung eingegangen werden, die es dem Kind unmöglich macht, Sprache überhaupt wahrzunehmen und somit auch das aktive Sprechen zu entwickeln.

Die Gründe für diese Art der Sprachentwicklungsstörung sind vielfältig. Oft beobachtet man dieses Phänomen bei Kindern mit einer Autismus-Spektrum-Störung, insbesondere bei der bereits im frühen Kindesalter beobachteten Form. Aber auch andere Faktoren können zu Behinderungen führen, die den Spracherwerb erschweren.

Auf eine fundierte und differenzierte Auseinandersetzung mit den speziellen Ursachen einer fehlenden oder nur ansatzweise vorhandenen Sprachentwicklung kann im Rahmen dieses Buches nicht eingegangen werden. Der Fokus wird weiterhin auf die Chirophonetik und ihre Wirkung auf die Sinne gerichtet sein und damit auf die Sprachwahrnehmung eingehen. Diese steht in enger Verbindung mit dem sogenannten *Sprachsinn*.

Der Sprachsinn ermöglicht es, Sprache ganz allgemein als Sprache wahrnehmen zu können. „So zeigt sich, dass die verinnerlichte Erfahrung, welche der Eigenbewegungssinn vermittelt, nämlich die Sinnhaftigkeit der eigenen Bewegung wahrzunehmen und darauf aufbauend immer weitere Ausdifferenzierungen der Bewegungen, das Wahrnehmungsorgan des Lautsinnes bildet. Die Sinnhaftigkeit der Bewegung wird auch dadurch gestaltet, dass Bewegung angehalten werden kann. Hat man die Möglichkeit, ein kleines Kind wahrzunehmen, kann man feststellen, dass es in seinem Bewegungsimpuls innehält, um Laute wahrnehmen zu können." (Erika Schöffmann, Dieter Schulz, „Wege zum Anderen", Frankfurt am Main, 2015, Seite 114)

Man hört zum Beispiel eine Gruppe von Asiaten miteinander reden, versteht aber kein Wort. Die Fähigkeit jedoch, das asiatische Sprach-Klangbild überhaupt als Sprache identifizieren zu können – in der Unterscheidung zu Tönen, Klängen und Geräuschen –, beruht auf dem Sprachsinn.

Für den Zusammenhang mit der Chirophonetik ist nun ein Faktor von Bedeutung, der die Entwicklung des Sprachsinnes erst ermöglicht. Gemeint ist die Fähigkeit, die sich das Kind im ersten Lebensjahr erwerben muss, im Bewegungsablauf innezuhalten, um Sprache als Sprache identifizieren zu können. Alfred Baur sprach in diesem Zusammenhang vom „Verzicht" auf die Durchführung eines Bewegungsimpulses. Dieser Verzicht, also das lauschende Innehalten und Unterbrechen des Bewegungsstromes, öffnet die Türe zum Sprachsinn. Hier wird die Beziehung zwischen dem Sprachsinn und dem Eigenbewegungssinn deutlich. Die Wahrnehmung der eigenen Bewegung ermöglicht auch die Fähigkeit ihrer Unterbrechung. Man kann sich vorstellen, wie das kleine Kind im Alter von sechs oder sieben Monaten strampelt und seine Arme bewegt. Die Mutter betritt das Zimmer, beugt sich über das Kind und spricht zu ihm. Plötzlich hält das Kind in seiner Bewegung inne, es lauscht auf seine Mutter und strahlt über das ganze Gesicht. Denn soeben hat es zum ersten Mal bewusst seine Mutter sprechen gehört, jedoch ohne den Inhalt der Sprache zu verstehen. Diese Entwicklung, Sprache als Sprache wahrzunehmen, ist ein wesentlicher Schritt im Hinblick auf die gesamte Sprachentwicklung.

Während einer chirophonetischen Behandlung wird das nicht sprechende Kind zur Ruhe gebracht. Es liegt auf der Liege, befindet sich in einer an Sinnesreizen armen Situation und erlebt nun, äußerlich betrachtet vollkommen passiv, wie die Luftströmungsformen der Laute auf seinen Rücken übertragen werden, gleichzeitig hört es den jeweiligen Laut. Die Ruhesituation ist die erste Voraussetzung, den Sprachsinn zu öffnen. Der Astralleib des Kindes wird aus der Beschäftigung mit sich selbst, die durch die immerwährende Bewegungsunruhe aufrecht erhalten wird, wie erlöst und kann sein Bewusstsein auf anderes richten, als ständig in der Bewegung „eingeschlossen" zu sein. Die ansonsten zu beobachtende dauernde Bewegungsunruhe ist auf ein zu schwaches altersgemäßes Eingreifen des Ich zurückzuführen.

Daher auch die zu schwache Wahrnehmung des Eigenbewegungssinnes und daraus resultierend die fehlende Möglichkeit, auf ihn einzuwirken. Verantwortlich dafür ist die Behinderung oder eine anders erworbene Entwicklungsstörung. Die Chirophonetik ersetzt an dieser Stelle die eigentlich erforderliche Ich-Aktivität des Kindes, von selbst zur Ruhe zu kommen. Der chirophonetische Weg soll zu dem Ziel führen, dass das Ich des Kindes zunehmend selbst Einfluss auf die Bewegungsimpulse des Astralleibes bekommt und so lernt, innezuhalten. Dann besteht die Chance, dass es so eine Sprachsinn-Erfahrung erleben kann.

Das Besondere der chirophonetisch erlebten Laute liegt darin, dass das Kind den Laut nicht nur hört, sondern den Lautentstehungsprozess über den Tastsinn und von dort aus über seinen gesamten Sinnesorganismus wahrnimmt. Der Körper wird zum Sprachwahrnehmungsorgan. Damit geht einher, dass durch diese Sinnes-Erfahrung der Laute der Sprachnachahmungswille impulsiert wird. Durch die gesprochenen Laute und die Körpererfahrung ihrer Luftströmungsformen geschieht immer auch ein Anruf an das Ich. Die zur Ruhe gebrachte Seele und das angerufene Ich schaffen die Voraussetzung für eine neue Dimension der Wahrnehmung – die Öffnung des Sprachsinnes.

Es ist ein erschütternder Moment, wenn ein Kind, das noch nie gesprochen hat, plötzlich während der Behandlung spontan einen Laut nachspricht. Es kann aber auch sein, dass das Kind Stunden oder Tage nach der Behandlung plötzlich einen Laut oder eine Silbe spricht. Wenn dieser Moment eintritt, ist das Tor zum Sprachsinn geöffnet. Das geschieht anfangs eher träumerisch, unbeabsichtigt und muss behutsam fortgeführt werden. Die chirophonetische Lautreihe wird über mehrere Wochen etwa viermal wöchentlich gestrichen, so dass das Kind nicht zu schnell zu viele neue Spracheindrücke aufnehmen muss. Wenn sich die Lautnachahmung stabilisiert, stellt sich die Frage, wie mit dem Kind der Schritt vom Sprachsinn zum *Gedankensinn* vollzogen werden kann.

Der Gedankensinn ermöglicht es, den Inhalt der Sprache des anderen Menschen oder des gelesenen Wortes zu verstehen. Im Hinblick auf die Chirophonetik besteht die Unterstützung der Gedankensinn-Entwicklung darin, dass nicht nur einzelne Laute, sondern in einer verkürzten Form auch ganze Wörter gestrichen werden können. Heißt das Kind etwa Amelie, so werden, während „Amelie" gesprochen wird, zum Beispiel nur das A und das I gestrichen. Das

Kind spürt wieder den Lautentstehungsprozess, diesmal aber im Zusammenhang mit dem Wort. Es spürt hörend seinen Namen, in oftmaliger Wiederholung. Dass die Wiederholung dieser Prozedur mehrere Monate dauert, ist nicht außergewöhnlich.

Außerhalb der Behandlungszeiten hört das Kind, wenn es beim Namen gerufen wird. Bei vielen nicht sprechenden Kindern konnte festgestellt werden, dass offensichtlich die Sprach-Körpererfahrung, wie sie während der chirophonetischen Behandlung erlebt wird, mit der Sprach-Hörerfahrung des Alltags in eine Verbindung gebracht werden kann. Dann kommt das Kind zusätzlich in die Lage, durch die zunehmende Sprachnachahmung an die eigentliche Sprachentwicklung anzuknüpfen.

Aus dem Sprechen entwickelt sich das Denken. Zur wachsenden Fähigkeit des eigenen Denkens tritt das Verstehen der Gedanken des anderen Menschen hinzu.

Schließlich wird auch der *Ich-Wahrnehmungssinn* durch die chirophonetische Behandlung angesprochen.

Der Ich-Wahrnehmungssinn bedeutet die Fähigkeit, den anderen Menschen als ein eigenständiges Ich wahrzunehmen. In der praktischen Arbeit mit Menschen mit einer Behinderung wird in vielen Situationen deutlich, wie diese Ich-Wahrnehmung des anderen Menschen in einem engen Zusammenhang steht mit dem eigenen Ich-Erleben. Das Bewusstsein für das eigene Ich setzt voraus, sich der Welt gegenüber als einzelner Mensch, abgegrenzt in seinem physischen Leib, erleben zu können. Das bedeutet, dass die vier unteren Sinne, die zu einer Identifikation mit dem eigenen Leib führen, soweit entwickelt sein müssen, dass vom Standpunkt dieser Identifikation aus die Fremdwahrnehmung des anderen Ich stattfinden kann. Die Entwicklung der basalen oder unteren Sinne steht immer in einem engen Zusammenhang mit Körpererfahrungen. Diese können durch die Chirophonetik wesentlich verstärkt werden.

Ein Beispiel kann den Zusammenhang zwischen den Basalen Sinnen, insbesondere dem Tastsinn und dem Ich-Wahrnehmungssinn, verdeutlichen. Ein siebenjähriger Junge mit autistischen Verhaltensweisen verwendet sprachlich die sogenannte pronominale Umkehr. Er bezeichnet sich selbst als „Du" und den anderen Menschen als „Ich". „Willst du einen Apfel haben" bedeutet dann „Ich will einen Apfel haben". Durch die Chirophonetik erwacht über die Körperwahrnehmung und die damit verbundene Grenzerfahrung gegenüber der Welt sein altersgemäßes Ich-Bewusstsein und er lernt, „Ich" zu sich selbst – und „Du" zum anderen Menschen – zu sagen.

Damit ist auch die Voraussetzung geschaffen für ein neues Erleben der Welt und des anderen Menschen. Es tritt die Erfahrung des anderen, des fremden Ich auf, das von dem neu erworbenen, eigenen inneren Standpunkt aus wahrgenommen werden kann. Der Ich-Wahrnehmungssinn tritt in Erscheinung.

Die Chirophonetik erzeugt grundsätzlich eine eigene intensivere Körpererfahrung. Durch die entsprechende Wahl bestimmter Laute kann die Abgrenzung gegenüber der Welt und das Gefühl einer Zentrierung des eigenen Wesens im Leibe wesentlich unterstützt werden. Damit wird der Weg in das soziale Umfeld geöffnet.

Alfred Baur machte bald die Erfahrung, dass die Chirophonetik nicht nur als Sprachanbahnungstherapie verstanden werden darf. Vielmehr haben die universell wirkenden Kräfte der Laute auch Einfluss auf den Inkarnationszustand und das damit im Zusammenhang stehende Verhalten des Menschen. Somit wirkt Chirophonetik umfassend auf das Leib-Seele-Geist-Gefüge des Menschen.

Diese Erkenntnis führte dazu, dass in den folgenden Jahren und bis heute Menschen ausgebildet werden, die in verschiedenen therapeutischen, heilpädagogischen, pädagogischen, psychiatrischen, geriatrischen und anderen Arbeitsfeldern tätig sind.

Chirophonetik und die Rhythmen der Sprache

Alfred Baur entwickelte für die klassischen griechischen Versmaße Formen, die auf den Rücken, die Arme und Beine übertragen werden können. Die Formen ergeben sich aus den Elementen der Kürzen und der Längen. Die Kürzen werden in kleinen, impulsierten Kreisen durchgeführt, die einem Punkt nahekommen. Die Längen werden in geraden oder gebogenen Strichführungen auf den Körper übertragen. Es ist beeindruckend, wie schön die verschiedenen Rhythmen aussehen, wenn sie nach ihrer eigenen Gesetzmäßigkeit der Verhältnisse zwischen Längen und Kürzen grafisch dargestellt werden.

Während der chirophonetischen Vermittlung der Rhythmen fühlt sich der Mensch, der diese Anwendung bekommt, von außen rhythmisiert. Rhythmen werden so zu einer elementaren Sinneserfahrung, die vom physischen Leib und damit vom Tastsinn aus in die Lebenskräfte und ins Seelische hineinwirken. Wie bei der chirophonetischen Lautwahrnehmung setzt sich auch der empfangene Rhythmus in alle Sinnesbereiche fort. Die Seele reagiert auf die verschiedenen Rhythmen in ebenso unterschiedlicher Weise und diese Erfahrung wird vom Ich aufgenommen. Durch die wiederholten Anwendungen prägen sich die Rhythmen tief in den Menschen ein und entfalten ihre spezifischen, wohltuenden Wirkungen.

Durch das rhythmische System wird der Nerven-Sinnes-Pol mit dem Stoffwechsel-Gliedmaßen-Pol harmonisch in eine Verbindung gebracht. Ist das rhythmische System geschwächt, zum Beispiel durch dauernden Stress, geht die Harmonie verloren und es entstehen Einseitigkeiten, Überlastungen, die sich letztendlich in Krankheitszuständen oder psychosomatischen Erscheinungen äußern. Migräne, Probleme im Stoffwechselbereich oder Erkrankungen im rhythmischen System des Herzens und der Atmung können die Folge sein.

Während die für den jeweiligen Rhythmus charakteristische Form gestrichen wird, wird ein Spruch, Gedicht oder Prosatext gesprochen.

Die Wirkung der Rhythmen auf die Seele hängt davon ab, in welchem Verhältnis die Kürzen und die Längen zueinander stehen. Je mehr Längen in einem Rhythmus auftreten, desto stärker beruhigend wirkt er. Bei einem Überwiegen der Kürzen stehen Anregung und willentliche Impulsierung im Vordergrund.

Rhythmen haben auf alle Menschen eine vergleichbare Wirkung. Das hat damit zu tun, dass wir als Menschen gleichermaßen sowohl in kosmische als auch in organisch gebundene Rhythmen involviert sind. Kosmische Rhythmen zeigen sich zum Beispiel im Tag-Nacht-Rhythmus, im Mondrhythmus, in den Jahreszeiten oder in den menschlichen Entwicklungsrhythmen der Siebenjahres-Phasen.

TROCHÄUS

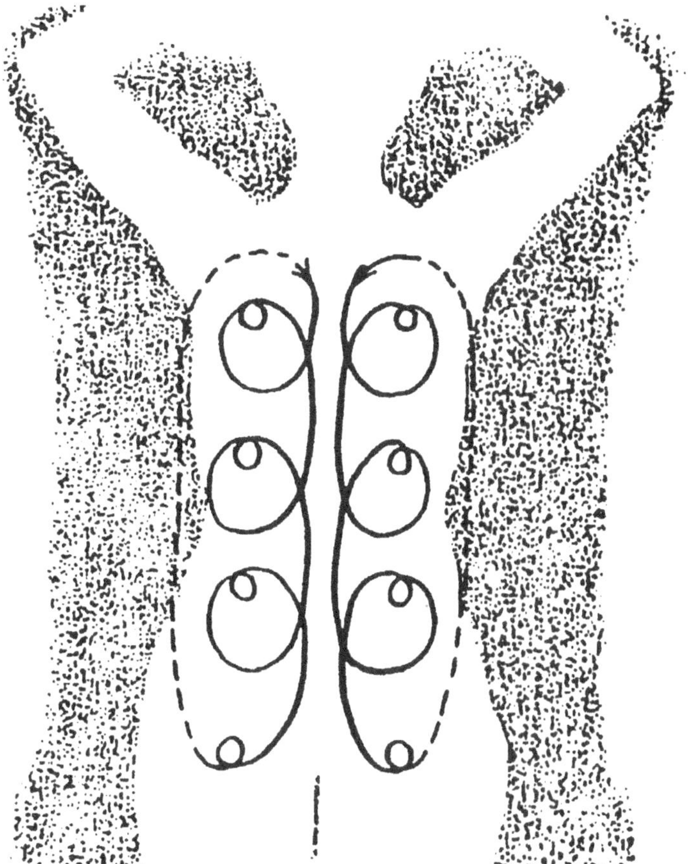

Ein typisch trochäisches Gedicht von J. W. v. Goethe:

Willst du immer weiter schweifen,
Sieh, das Gute liegt so nah.
Lerne nur das Glück ergreifen,
denn das Glück ist immer da.

Der Trochäus ist ein fallender Rhythmus, die Länge steht im Vordergrund. Die Bewegung geht von oben nach unten, in Richtung Erde. Die Ausatmung wird verstärkt und Beruhigung breitet sich aus. Oben und unten werden durch den Trochäus miteinander verbunden. Von Menschen, die sich gestresst fühlen oder eine ständige Unruhe spüren, wird der Trochäus als entspannend erlebt.

Mit organischen Rhythmen sind die Bio-Rhythmen gemeint, also die energetische Verfassung, die sich innerhalb von 24 Stunden rhythmisch verändert. In der Traditionellen Chinesischen Medizin kennt man die sogenannte Organuhr, auf der die Zeitrhythmen übersichtlich dargestellt werden.

Die Kürzen eines Rhythmus wirken anregend auf die Einatmung, die Längen auf die Ausatmung. Mit den Kürzen wird der Wille angesprochen, das Gedankliche erreicht man mit den Längen, sie wirken gleichsam entspannend. Die Verhältnisse der Kürzen zu den Längen, ihre mehr oder weniger starken Betonungen, bewirken den Einfluss auf das Gefühlsleben.

RAFFAEL

Raffael, sechs Jahre alt. Seine Vorgeschichte ist ohne Besonderheiten, seine Familie ist stabil. Er hat eine jüngere Schwester. Im Kindergarten fällt er wegen einer zeitweise ausgeprägten Unruhe auf. Konstitutionell wirkt er offen und zart. Sinneseindrücke nimmt er tief in sich auf, werden sie zu viel, wird er unruhig und weinerlich. Er hat Mühe, sich altersgemäß abzugrenzen.

Die chirophonetische Behandlung hatte zum Ziel, ihm ein stärkeres Körpergefühl zu vermitteln, ihm damit eine Sicherheit im Bereich der Basalen Sinne zu veranlagen und eine altersgemäße Abgrenzungsfähigkeit gegenüber der Umwelt zu unterstützen. Neben einer Lautreihe bekam er chirophonetisch zuerst einen kurzen Jambus, um ihn abzuholen, wo er stand. Anschließend bekam er Märchen „auf dem Rücken erzählt" und einen trochäischen Vers mehrmals wiederholt gesprochen und gestrichen. Seine Eltern lernten beide die Chirophonetik für ihren Sohn. Raffael wurde an drei Tagen pro Woche zu Hause mit den Lauten und Rhythmen behandelt. Seine Reaktion darauf war gut. Offensichtlich konnte er sich bald gegenüber den Sinneseindrücken „besser behaupten", die Unruhe und seine weinerlichen Reaktionen wurden zunehmend weniger.

Der jambische Rhythmus wurde gern in griechischen Spottliedern verwendet. Sein steigender Rhythmus wirkt von innen nach außen. Er impulsiert die Zirkulation und die Stoffwechselprozesse. Mit Hilfe des Jambus wird der Bewegungsimpuls verstärkt und die Atmung angeregt. Er rüttelt auf. Mit seiner Hilfe kann sich der Mensch innerlich greifen und sich eine Richtung geben.

❁ Nadja ❁

Nadja wurde mit einem Down-Syndrom geboren. Ihre motorische und sprachliche Entwicklung verlief verzögert. Als ich sie kennen lernte, war sie fünf Jahre alt. Sie konnte gehen, ihre Sprache wies erhebliche Artikulationsprobleme auf.

Auffallend war ihr schwacher Muskeltonus. Nach der chirophonetischen Lautbehandlung bekam sie in mehrmaliger Wiederholung einen jambischen Vers an die Arme und Beine gestrichen. Wir wählten Zitronenöl. Nadja fand die Rhythmen lustig und verlangte nach Wiederholungen. Nach etwa drei Monaten konnten wir feststellen, dass der Muskeltonus fester wurde, dass Nadja sich kräftiger und zielgerichteter bewegte und insbesondere die Gaumenlaute G, K, CH, J, NG von ihr besser ausgesprochen werden konnten.

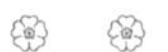

Die weckende Wirkung des Jambus wird in folgendem Spruch deutlich:

Säerspruch
Bemesst den Schritt! Bemesst den Schwung!
Die Erde bleibt noch lange jung!
Dort fällt ein Korn, das stirbt und ruht.
Die Ruh' ist süß. Es hat es gut.

Hier eins, das durch die Scholle bricht.
Es hat es gut. Süß ist das Licht.
Und keines fällt aus dieser Welt.
Und jedes fällt, wie's Gott gefällt.

Conrad Ferdinand Meyer

Zwischen dem Jambus und dem Trochäus sind alle anderen Rhythmen in ihrer Vielgestaltigkeit angesiedelt. Beispielhaft soll noch der Hexameter erwähnt werden. Er besteht aus sechs (griechisch: hexa) gesprochenen Daktylen (-vv-vv-).

„Er ordnet den rhythmisch gestörten Menschen wieder in die ursprünglich naturgegebene Harmonie von Atmung und Blutzirkulation ein, deren Verhältnis eins zu vier ist. Der flachgewordene, hochgezogene Atem bekommt wieder Weite. Das einseitig überlastete Nervenleben findet Ruhe. Und der Stimmboden wird mit den tragenden Tiefenkräften verbunden. Kreislaufstörungen, Behandlungen nach Hirnschlag, Nervosität sind nur einige Bereiche der Wirksamkeit des Hexameters." (Martin Georg Martens, „Rhythmen der Sprache", Dornach, 1997, Seite 102f.)

Geh deine ruhigen Schritte
Und schaue die Weiten der Erde,
die in der Hülle des Himmels

geborgen sich weiß und gehalten.
Die von der Sonne die Wärme,
das Licht empfängt und das Leben
und die zum Träger des Menschen,
der Tiere, der Pflanzen und Steine
stetig bereit und nie müde
den Boden dir schenkt, drauf zu schreiten.

Christa Slezak-Schindler

HEXAMETER

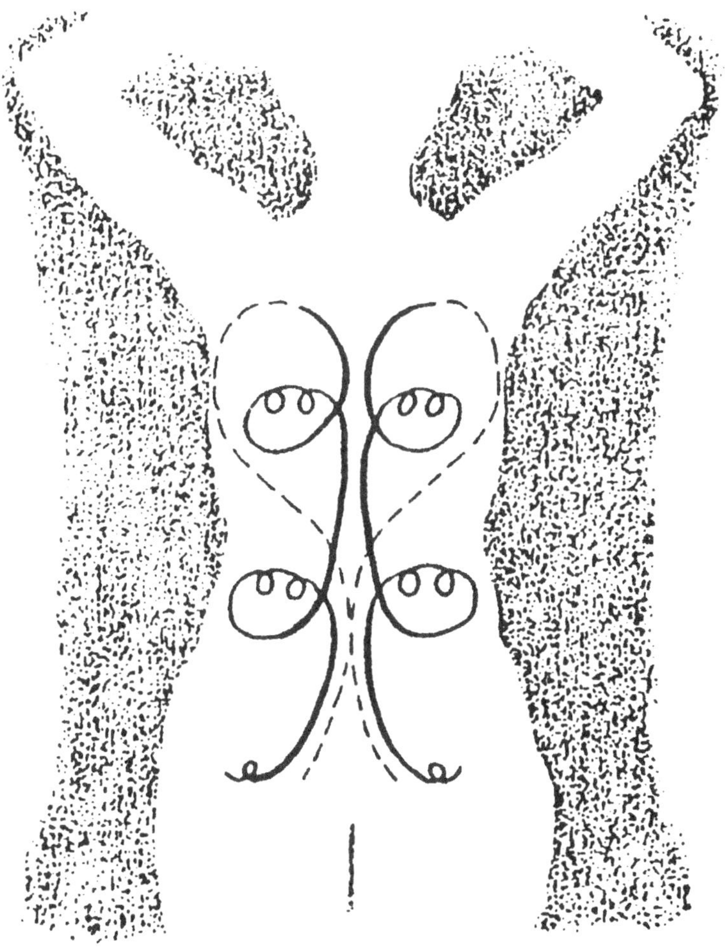

Die Zeichnung stellt einen Teil der rhythmischen Strichführung des Hexameters dar.

Neben Gedichten können auch Märchen und Erzählungen in einer einfachen Strichführung auf den Rücken, die Arme und Beine übertragen werden. Dabei werden besonders die Ausatmung und Entspannung gefördert. Außer den Inhalten wird vom Kind oder Erwachsenen die rhythmische Berührung innerlich mitvollzogen und damit eine tiefgehende Beruhigung erreicht, die in den Schlaf übergehen kann. Eltern wenden diese Methode gerne bei ihren Kindern an, wenn Einschlafstörungen oder Unruhezustände bestehen.

Elisabeth Correa, eine Chirophonetik-Therapeutin, berichtete mir im Hinblick auf die chirophonetische Durchführung von Märchen Folgendes: „Auch über das chirophonetische Märchenerzählen machte ich im Förderbereich der Waldorfschule sehr interessante Erfahrungen. Als Dozentin des Förderpädagogen-Lehrganges in Österreich saßen anstatt einer Kindergruppe Studentinnen im Kreis, die Arme auf einer gepolsterten Sessellehne und auf den Armen ruhte der Kopf. Ich ging von Studentin zu Studentin und strich LI. Dazu erzählte ich ein Märchen. Alle Studentinnen berichteten, dass sie während des Streichens die Augen zugemacht hatten, wobei es durch den Ausschluss des Sehsinns zu einem intensiveren Hören kam sowie zu einer interessierten Erwartungshaltung, und es entstanden ganz eigene Bilder. Sie bestätigten mir das, was ich bei den Kindern immer ohne ihre Erklärung wahrgenommen hatte.“

Anwendungsgebiete der chirophonetisch durchgeführten Rhythmen

In der Chirophonetik können die Rhythmen umfassend eingesetzt werden. Einige Anwendungsgebiete seien beispielhaft aufgezeigt:

- Stärkung der Lebenskräfte im Sinne einer Salutogenese
- Harmonisierung von Bewegungen
- Verbesserung der Konzentration
- Differenzierte Einwirkung auf den In- und Exkarnationsprozess
- Anspannen und entspannen
- Stärkung des rhythmischen Anteils des Menschen. Von der gestärkten Gefühlsmitte, dem Zentrum von Herz und Atmung, kann eine Harmonisierung des Denkens und Wollens ausgehen.
- Gefühl der Hüllebildung verstärken
- Wiederherstellung der Harmonie von Blutzirkulation und Atmung
- Intensivierung der Beziehung des Seelischen zum Bewegungs-Gliedmaßenorganismus, insbesondere bei cerebralparetischen Zuständen (neurologisch bedingten, vom Gehirn ausgehenden Lähmungserscheinungen)
- Vermittlung seelischer Stimmungen wie Frohsein, Heiterkeit, Beschwingtheit, Erdenständigkeit, Leichtigkeit, Klarheit, Lebensmut.

Es wird deutlich, dass der chirophonetische Einsatz von Rhythmen allen Menschen zugute kommt und sich nicht auf die Behandlung pathologischer Zustände beschränkt.

Das Zusammenwirken von Heileurythmie, Chirophonetik und Therapeutischer Sprachgestaltung

Alfred Baur wies während seiner Seminare immer wieder darauf hin, dass er die Chirophonetik nur auf der Grundlage der Aussagen Rudolf Steiners entwickeln konnte.

Die *Heileurythmie* arbeitet mit den ätherischen Formen der Laute, die beim Sprechen entstehen und setzt diese in Bewegungen des gesamten Organismus um. Diese ätherischen Laut-Formen wirken dadurch, dass der Patient sie in der Bewegung mitvollzieht, gesundend auf den Organismus zurück. Durch die eurythmischen Lautgebärden wird das Wesen des Lautes zum Ausdruck gebracht. Der ganze Mensch wird sprechend. Die Heileurythmie muss gewisse Sinnesfähigkeiten des Patienten voraussetzen, um die Bewegungsübungen durchführen zu können. In diesem Zusammenhang kann darauf hingewiesen werden, dass schon allein beim Zuschauen der Eurythmie eine gesundende Wirkung über den inneren Nachvollzug der gesehenen Formen auf den Menschen festgestellt werden kann.

Die *Therapeutische Sprachgestaltung* arbeitet mit dem sprechenden Menschen, verfügt aber auch über Methoden, Sprache anzubahnen. Im Mittelpunkt jedoch steht das aktive Sprechen von Lauten, Sätzen und rhythmischen Versen, die auch das Üben bestimmter Konsonanten oder Vokale beinhaltet. Je nachdem, was mit dem Patienten vorliegt, können die Sprachqualitäten eingesetzt werden, welche die Selbstheilungskräfte des Menschen auf der physischen, ätherischen, seelischen und geistigen Ebene aktivieren. Die Therapeutische Sprachgestaltung wendet sich unmittelbar an den seelisch-geistigen Wesensanteil des Menschen, hat aber auch die Möglichkeit, stärkend auf die Lebenskräfte zu wirken. Das seelische und willensmäßig-geistige Ergreifen der Sprache gibt den der Sprache zugrunde liegenden heilenden Kräften die Möglichkeit, auf den gesamten Menschen gesundend einzuwirken.

Während einer *chirophonetischen Behandlung* wird der ganze Mensch hörend und somit zum Empfangsorgan der Sprache. Alfred Baur sagte in einem Seminar vom März 1983: „Chirophonetik vollzieht die Sprachbewegung am Gesamtmenschen." Jahre später beschrieb er die Chirophonetik und die Heileurythmie so: „Chirophonetik stellt dar, wie der Laut entsteht. Eurythmie stellt das Wesen des fertigen Lautes dar." (Seminar im August 1990)

Neu an der Idee der Chirophonetik ist der Einbezug der physischen Grundlage der Laute, die Annäherung an die Luftströmungsgestalten jedes einzelnen Konsonanten und Vokals und ihre menschenkundlich-geisteswissenschaftlich begründeten Beziehungen zum Organismus des Menschen. Chirophonetik vermag die Verbindung der Individualität mit dem Leib differenziert zu unterstützen. Vom Kind, vom Jugendlichen oder Erwachsenen, der die Chirophonetik bekommt, wird überhaupt nichts „erwartet". Man liegt entspannt auf einer Massageliege und kann sich auf die Chirophonetik einlassen. Jedoch darf man sich von der äußeren Passivität nicht täuschen lassen. Innerlich wird der Mensch während der Behandlung, je nach der Wahl der angewendeten Laute, in die entsprechende Aktivität gebracht.

Heileurythmie, Therapeutische Sprachgestaltung und Chirophonetik können zusammenarbeiten und eine Dreiheit bilden, die sich, je nach Situation des Patienten, ergänzt und gegenseitig unterstützt.

Ein nicht sprechendes Kind mit Autismus-Spektrum-Störung lässt sich vielleicht nur schwer zu einer heileurythmischen Übung motivieren. In der *Schule für Chirophonetik* wurden Heileurythmisten ausgebildet, die die Erfahrung machten, mit ihrem Bewegungsangebot die Patienten nicht zu erreichen. Eine Heileurythmistin erzählte von ihrem Eindruck, sie müsse den Leib des Patienten durch Berührung einbeziehen. So versuchte sie, die heileurythmischen Formen auf den Leib zu übertragen, wohl wissend, dass das eigentlich so nicht „richtig“ ist. Aber ihr Patient, in diesem Falle ein Kind, reagierte positiv. Durch die Chirophonetik hat sie nun einen Zugang gefunden, die Laute auf eine menschenkundlich begründete Form auf den Körper zu übertragen. Später berichtete sie, dass sie inzwischen bei manchen Patienten zuerst die Chirophonetik anwendet und dann erst mit den heileurythmischen Übungen beginnt. Damit hatte sie gute Erfahrungen gemacht.

Diese Erfahrungen kann ich bestätigen. Im Rahmen meiner heilpädagogischen Praxis arbeite ich mit verschiedenen Heileurythmisten und Therapeutischen Sprachgestaltern zusammen. Wenn ich neben der Chirophonetik die Heileurythmie oder Therapeutische Sprachgestaltung für sinnvoll oder begründet halte, wechseln wir, nach Absprache mit dem Arzt , in circa siebenwöchigen Abständen zwischen den verschiedenen Therapien. Dieser Vorgang kann sich, je nach Bedarf, mehrmals wiederholen. Dazwischen werden Pausen eingeschaltet. Die Resultate des engen Zusammenwirkens dieser Therapien sind beachtlich.

Heileurythmie, Therapeutische Sprachgestaltung und Chirophonetik haben gemeinsam, dass sie alle mit den Kräften der Sprache arbeiten. Es ist deutlich, dass die Wirkungswege der Laute in den drei verschiedenen therapeutischen Ansätzen verschieden sind und doch haben sie denselben Ursprung. Eine sorgfältige Wahrnehmung des Patienten wird die jeweiligen Möglichkeiten dieser Lauttherapien einbeziehen und ihre ergänzenden, ineinandergreifenden Wirkungen berücksichtigen.

Von Rudolf Steiner stammt ein Spruch, der denjenigen, die sich mit der Sprache verbunden fühlen und bewusst aus ihr heraus wirken wollen, eine Hilfe sein kann:

Wer der Sprache Sinn versteht,
dem enthüllt die Welt im Bilde sich.

Wer der Sprache Seele hört,
dem erschließt die Welt als Wesen sich.

Wer der Sprache Geist erlebt,
dem verleiht sie selbst die eigene Macht.

Wer die Sprache lieben kann, den beschenkt die Welt mit Weisheitskraft.

So will ich Herz und Sinne nach Geist und Seele des Wortes wenden
und in der Liebe zu ihm mich selber erst ganz empfinden.

(Ritualtexte für die Feiern des freien christlichen Religionsunterrichtes und das Spruchgut für Lehrer und Schüler der Waldorfschule, Dornach, 1997)

Beispiele der chirophonetischen Praxis aus verschiedenen Arbeitsfeldern

Die Inhalte der folgenden Berichte liegen in der Verantwortung ihrer jeweiligen Verfasser.

Ivo besucht eine Sonderschule für Menschen mit geistiger Behinderung, an der ich tageweise als Logopädin arbeite. Zwei Mal pro Woche kommt er zur Therapiestunde. Er ist 15 Jahre alt, sehr freundlich und den Menschen zugewandt. Er kennt keine Distanz: auf jeden, der ihm begegnet, geht er zu und erwartet, dass er ihm etwas vorklatsche. Außerdem hat er Freude am Schauspielen. Er sucht nach Kontakt, obwohl es ihm schwerfällt, sich sprachlich auszudrücken. Sein Wortschatz ist gering, die Aussprache schwer verständlich (multiple Dyslalie). Sein geringes Sprachrepertoire wiederholt er ständig und ist enttäuscht, wenn sein Gegenüber nicht weiß, was er konkret sagen will. In solchen Situationen legt er sich dann die Hand auf die Stirn und beginnt mit dem Körper zu schaukeln. Auf seelische Überforderung reagiert er mit Rückzug und Angstzuständen. Er kann sich nicht wehren. In der Schule ist die Konzentrationsspanne kurz.

Ivo ist klein gewachsen. Sein zierlicher Körperbau wirkt knöchern, trocken. Seine rechte Körperseite zeigt Lähmungserscheinungen (Hemiplegie). Der rechte Arm ist im Wuchs verkümmert und spastisch gebeugt, an den Beinen trägt er Orthesen, denn sonst wäre ein aufrechtes Stehen nicht möglich. Dunkles, kräftiges Haar umrahmt sein blasses Gesicht.

Traumatische Erlebnisse in frühester Kindheit liegen hinter ihm. Mit zwei Jahren erlebt er ein Schütteltrauma und kommt ins Krankenhaus. Dort werden erste Anzeichen einer Epilepsie medikamentös behandelt. Er bekommt einen Shunt, da zu viel Hirnflüssigkeit vorhanden ist. Dieser Shunt kann nach zwei Jahren wieder entfernt werden. Sechs Monate dauert der Krankenhausaufenthalt, danach wohnt

Ivo im Kinderheim. Als er zweieinhalb Jahre alt ist, findet sich eine Pflegefamilie, in welcher Ivo seither lebt. Anfangs ist er oft erkältet und leidet an einer Neurodermitis. Diese kann jedoch erfolgreich behandelt werden. Mit viereinhalb Jahren kommt er ins Epilepsiezentrum, um medikamentös neu eingestellt zu werden. In dieser Zeit lernt er das Laufen. Seit dem zehnten Lebensjahr ist er dank der Medikamente anfallsfrei.

In der Chirophonetikbehandlung lege ich verschiedene Schwerpunkte, von denen hier beispielhaft einige genannt werden sollen. Zunächst wähle ich Laute, die das Gefühl von Hülle und Geborgenheit vermitteln, denn dieses hatte ihm in frühester Kindheit gefehlt. Es folgen Lautreihen, die aufbauend auf die erschöpften Lebenskräfte wirken, später solche, die das Denken und Erinnern unterstützen. Im Hinblick auf seine Sprache arbeiten wir sowohl mit Chirophonetik als auch logopädisch an den Lauten, die er nicht artikulieren kann. In jeder Therapiestunde wird auch sein verkümmerter spastischer rechter Arm behandelt.

Insgesamt begleite ich Ivo eineinhalb Schuljahre lang. Er macht sowohl sprachlich als auch sonst gute Fortschritte. Im Laufe der Zeit spricht er die Wörter deutlicher aus und erntet dafür Beifall von seinen Mitschülern. Durch die Lautwahrnehmungsschulung mit Chirophonetik hat sich Ivo so gut mit den Lauten verbunden, dass er nun versteht, dass eine Folge von geschriebenen Buchstaben ein Wort ergibt, dass P-A-P-A das Wort „Papa“, sein „Papa“ bedeutet. Sein passiver und aktiver Wortschatz hat sich erweitert, er bildet immer wieder Mehrwortsätze. Im vertrauten Kreis seiner Familie spricht er viel mehr als anderswo. Konzentration und Ausdauer haben sich gesteigert, auch feinmotorisch ist er geschickter geworden. Er ist nun in der Lage, vor der Klasse eine rhythmische Übung vorzuführen.

Deutlich hat seine Selbstwahrnehmung zugenommen. Die Lehrerin beschreibt, dass Ivo aufrechter und strahlender daherkommt, selbstbewusster geworden ist und sich konkreter ausdrücken kann.

Auch hat er gelernt, sich abzugrenzen. Während er sich früher in Konfliktsituationen ängstlich zurückgezogen hat, wehrt er sich nun mit Rufen wie „hau ab!" oder „raus!"

Als Logopädin bin ich immer wieder aufs Neue davon beeindruckt, wie durch die Chirophonetik nicht nur sprachliche Fortschritte erzielt werden, sondern der gesamte Mensch Reifeschritte vollzieht.

Maria Sauer, Logopädin und Chirophonetiktherapeutin

Behandlungsbericht eines Erschöpfungssyndroms

Claudia ist eine lebhafte Frau von 50 Jahren. Sie hat gesunde, rosige Haut, dichtes dunkles Haar und wache, dunkle Augen, die gerne lachen. Ihre Statur ist kräftig, wobei ein deutliches Übergewicht ihre Gelenke zunehmend belastet. Beruflich arbeitet sie als selbstständige Krankengymnastin in eigener Praxis mit mehreren Angestellten, schwerpunktmäßig mit Kindern. Sie ist seit gut 20 Jahren verheiratet und hat einen Sohn, der nach dem Abschluss der Schule noch nach einer Ausbildung sucht. Ihr Mann ist als Koch seit zehn Jahren arbeitslos und wohl schon mehrere Jahre alkoholkrank, wobei er die Krankheit einigermaßen im Griff hat.

In unserem ersten Gespräch erzählt Claudia mir von ihrer Lebenssituation, wobei folgende Worte fallen: „Es ist mir alles zu viel; die Situation schnürt mir einfach den Hals zu; mir verschlägt es die Stimme; ich spüre die Last auf meinen Schultern bis in die Lendenwirbelsäule hinunter; die Füße tragen eine zu große Last." Dabei stehen ihr Tränen in den Augen.

In der chirophonetischen Behandlung beginne ich am Rücken mit der Lautfolge L U M. Diese Lautfolge soll zunächst alles Gestaute im Organismus wieder ins Fließen bringen (L) und beruhigen und seelisch nährend sein (U und M). Zusammen mit der gestrichenen Form des Mondes kann die Patientin sich bei dieser Lautfolge einmal wieder in den Arm genommen fühlen, muss nicht weiter die Starke und alles Ertragende sein, sondern kann wirklich ausatmen und loslassen.

Im Anschluss streiche ich mehrfach die Planeten-Form des Merkur mit I, um den Atem zu vertiefen, und einen Hexameter mit anschließendem O. Der Hexameter bildet in seinem Versmaß von 1:4 das natürliche Verhältnis von Atem zu Ruhepuls ab und ist daher sehr geeignet, Unruhe und asymmetrische Rhythmen zu lösen und im Gegenzug Sicherheit und Vertrauen zu geben. Ich schließe die Behandlung am Rücken mit dem Streichen des eigenen Vornamens: „ Ich (I) – bin (I) – *CLAUDIA*". Damit bringe ich die Patientin wieder mit sich selbst in Kontakt. Menschen, die sich in ihren Aufgaben verausgaben, verlieren häufig sich selbst und die eigenen Bedürfnisse ganz aus dem Blick. Durch das Streichen des eigenen Namens werden sie persönlich angesprochen und „hören" durch die mit der Berührung verbundene Ansprache hin. Hinzu kommt das Nachlauschen auf die Laute des eigenen Namens. Unser Name ist uns in der Regel so vertraut, dass wir nie über ihn nachdenken. Jetzt zeigt er sich uns zum ersten Mal in seinen Lautqualitäten und wir beginnen nachzuspüren: „Was sagen sie aus? Was sagt mir mein Name eigentlich?" Damit kann ein neuer Umgang mit mir selbst und dann auch mit den mir gestellten Aufgaben erfolgen.

Dann wende mich den Beinen zu, die die Patientin mit ihrer seelischen Last schon so lange tragen, aber nun an ihre Belastungsgrenze gekommen sind. Mit den Lauten M, L, A, B und F versuche ich auch hier die organischen Prozesse wieder ins Fließen zu bringen, den Lebensraum wieder zu öffnen und die physische Ausscheidung sowie das seelische Loslassen anzuregen. Mit einem mehrstufigen E an Füßen, Wade und Oberschenkel wecke und stärke ich die Fähigkeit, sich auch einmal abzugrenzen, das Eigene vor dem von außen Andrängenden zu schützen. Den Abschluss bildet ein langes U vom Kopf bis zu den Füßen gestrichen. Es hüllt den Patienten nährend und schützend zugleich ein und stellt ihn wieder auf seine Füße.

Claudia hat die Behandlungen zunächst nur als ersehnte Möglichkeit wahrgenommen, einmal auszuspannen und zur Ruhe zu kommen. Dann erwachte nach und nach ihre Tatkraft wieder. Im Vor- und Nachgespräch überlegte sie mit mir, wie sie schrittweise ihr Leben wieder ordnen und auf die Beine kommen könnte.

Die Behandlung erstreckte sich auf zwei Behandlungen im Wochenabstand und nach drei Monaten Pause nochmals drei Behandlungen im Abstand von jeweils einem Monat. Bis dahin war Claudia in die Lage gekommen, die Eheprobleme offen mit ihrem Mann anzusprechen und ihn darin zu bestärken, seine Krankheit wieder ganz in den Griff zu bekommen und die Familie seinerseits aktiv mitzutragen. Auch fühlte sie sich stark genug, in ihrem beruflichen Umfeld notwendige Veränderungen angehen und auch den eigenen Sohn, liebevoll aber bestimmt, auf seine eigenen Füße zu stellen.

Stefan Rex, Chirophonetiktherapeut, Praxis für Chirophonetik

Begleitung eines 36-jährigen Mannes mit posttraumatischen Störungen

Herr M. kommt in meine Praxis, da ihm durch das Scheitern mehrerer Beziehungen klar geworden ist, dass er es schwer hat, Gefühle zuzulassen und wahrzunehmen. Er hat Angst vor sozialer, emotionaler und körperlicher Nähe, Angst vor Erwartungen, die er nicht erfüllen kann und will. Auch vor bedrängenden Gefühlen wie Wut, Trauer und Aggression, die er nicht zuordnen kann.

Auf den ersten Blick fallen seine Nöte nicht auf. Er ist redegewandt, charmant und wirkt fröhlich. Allerdings ist sein Reden von ständigem Wippen mit den Beinen begleitet. Der wohlgeformte muskulöse Körper wirkt hart, stählern und undurchlässig, sein Brustkorb wie aufgebläht und gestaut. Nur bei schwerer körperlicher Arbeit fühlt er sich wohl, weshalb er oft bis zur Erschöpfung arbeitet. Seelisch ist er sehr wachsam und unruhig. Er wirkt wie ein Mensch auf der Flucht.

Er braucht Distanz: empfindet er den räumlichen Abstand zum Mitmenschen als zu nahe oder wird er emotional im Gespräch berührt, so hält er den Atem an, entzieht den Blickkontakt und „verlässt" seinen Körper. Er ist dann schwer zu erreichen, wirkt schwach und kraftlos. Am liebsten würde er alleine auf einer Insel leben, sagt er.

Von der Behandlung erhofft er, dass sie ihm helfen möge, sich selbst zu spüren, Gefühle und Nähe zulassen zu können. Da er schon einige Therapien hinter sich hat und über seinen Gesundheitszustand bestens informiert ist, biete ich ihm die Chirophonetik als einen neuen Behandlungsweg an, weil hierbei nicht der Intellekt, sondern eine andere Ebene des Menschseins angesprochen wird. Während der Chirophonetikbehandlung redet der Patient nicht, sondern lauscht, er spürt seinen Körper, erfährt Geborgenheit und kann durch die Wirkung der Sprache seine Selbstheilungskräfte aktivieren. Außer der Chirophonetik biete ich die Gesprächs- und Verhaltenstherapie an. Der Patient will sich auf den Behandlungsvorschlag einlassen, obwohl ihm die damit verbundene Körperberührung Angst macht. Damit beginnt ein langsamer, behutsam geführter Weg.

Nach ein paar Monaten kann ich mit der Chirophonetik am Rücken und an den Beinen beginnen. Zunächst wird die Behandlung über der Kleidung ausgeführt, später auch mit Öl auf der Haut. Diese objektive Berührungsqualität kann er ertragen und beschreibt sie eines Tages folgendermaßen: „Bei der Chirophonetik weiß man genau, was geschieht – da ist der Strich, der gesprochene Laut und die erlebbare Lautqualität, die eine Einheit bilden. Man fühlt sich ganz durch diese Stimmigkeit." Das Lauschen auf die Sprache, die Lautwiederholungen geben ihm Sicherheit. Immer wieder beschreibt er, was er bei den Lauten empfindet. So stellen sich „Lieblingslaute " heraus: im Laut M, dem Laut der Hülle, Geborgenheit und ein umfassendes Tasterlebnis vermittelt, könnte er baden. Das O, dessen Strichführung den ganzen Brustkorb umrundet, macht ihn weit und beim P fühlt er, wie seine beengte Brust mit all der psychischen Last, die sie staut, wie von einem Panzer befreit wird. „Da geht etwas weg, ich werde frei, kann besser atmen."

Allmählich bricht der Panzer auf, den er durch verschiedene biografische Erlebnisse um seine Mitte, seinen Gefühlsbereich, aufgebaut hat. Gefühle tauchen auf: zuerst die Trauer, Tränen dürfen fließen, dann die Wut, die Aggression. Hinzu kommt die Angst, von diesen Gefühlen überwältigt zu werden, die Kontrolle zu verlieren und mir als Therapeutin vielleicht gar etwas anzutun. Es kommt aber auch der Wunsch auf nach Geborgenheit, nach innerer Ruhe, nach dem Kontakt zu sich selbst.

Im Laufe der Behandlungszeit wird Herr M. ruhiger. Das unruhige Zappeln der Beine ist kaum mehr vorhanden. Immer wieder entdeckt er, dass er innere Ruhe empfinden und sich dabei sogar wohlfühlen kann. Er scheint langsam bei sich anzukommen, kann Gefühle eher wahrnehmen, auch wenn sie noch oft von tiefer Trauer und Schmerz geprägt sind. Er kann sie annehmen und weiterziehen lassen, muss sie nicht mehr verdrängen, sie dürfen kommen und gehen. Die schmerzhafte Erlebensspitze ist nicht mehr so hoch. Er atmet ruhiger und entspannter.

Herr M. ist authentischer, bodenständiger geworden.

Nach eineinhalb Jahren engmaschiger therapeutischer Begleitung versucht er nun, allein seinen Weg zu gehen.

Brigitta Jäger, Heilpraktikerin für Psychotherapie,
Chirophonetiktherapeutin

Selektiver Mutismus

Das Mädchen L. ist acht Jahre alt, als es zum ersten Mal in meine Praxis kommt. Sie besucht die zweite Klasse einer Grundschule und ist altersgemäß entwickelt. Die Mutter sucht nach therapeutischen

Wegen, da L. nur mit Familienmitgliedern und besten Freundinnen spricht, ansonsten aber die Sprache verweigert. Diese Verhaltensauffälligkeit wird in der Literatur als selektiver Mutismus beschrieben.

Sie ist häufig mit Sozialangst, Rückzug, Empfindsamkeit oder Trotzhaltung verbunden.

Ein Blick auf die Biografie des Kindes zeigt, dass es von frühester Kindheit an Situationen gab, in denen L. vermutlich überfordert war, denn die schützenden Hüllen, die L. für ihre körperliche und seelische Entwicklung gebraucht hätte, wurden immer wieder plötzlich aufgerissen.

Sie ist die Jüngste von drei Kindern, ein Nesthäkchen, von dem die sieben und neun Jahre älteren Geschwister nicht viel wissen wollen. Zehn Tage nach dem errechneten Geburtstermin wird die Geburt eingeleitet und bereits nach einer Stunde erblickt L. das Licht der Welt. Acht Wochen nach der Geburt beginnt die Mutter wieder für einige Stunden zu arbeiten. In dieser Zeit wird das Kind von der Großmutter betreut und weint viel. Ab dem dritten Lebensmonat besuchen Mutter und Kind einmal wöchentlich eine PEKIP-Gruppe, die allerdings zu einer Tageszeit stattfindet, wo L. sonst schlafen würde. Mit zwei Jahren kommt sie an zwei Tagen pro Woche in einen Vorkindergarten. Dort teilen sich zehn bis 16 Kinder zwei Erzieherinnen. Der Besuch dort scheint problemlos zu verlaufen, doch verweigert L. das Sprechen. Auch im Kindergarten, den sie ab dem 3. Lebensjahr besucht, verweigert sie die Sprache und behält diese Verhaltensweise in der Schule bei. Morgens wacht sie mit Bauchweh auf und braucht lange Zeit, um richtig wach zu werden. Mit dem Einschlafen hat sie keine Probleme.

Ein schüchternes Mädchen mit gesenktem Kopf steht beim ersten Besuch vor mir. Um eine Kontaktbrücke zu schaffen, vertiefen wir uns zunächst in ein Gesellschaftsspiel. Dabei kommt sogar der ein oder andere Satz über ihre Lippen, ansonsten schweigt sie. Doch ist sie danach bereit, sich eine „Massage" über ihrer Kleidung geben zu lassen. Während der Behandlung kann ich ihre angespannte, stoßartige Atmung beobachten.

Von Anfang an beziehe ich die Mutter in die Chirophonetikbehandlung mit ein. Sie lernt eine Folge von Lauten zu streichen, die mehrmals wiederholt werden. Am Schluss der Behandlung wird L. von den Achselhöhlen bis zu den Füßen mit zwei langsamen, parallel an den Körperseiten verlaufenden Strichen berührt (eine Sonderform des Lautes U). Dazu spricht die Mutter je eine Zeile des folgenden Textes:

Was ich tu,
ganz in Ruh,
und mit Mut,
das wird gut.

Danach folgt eine Ruhephase beziehungsweise zuhause der Nachtschlaf.

Bereits nach einem Monat Behandlungszeit klagt L. morgens seltener über Bauchweh und wirkt mutiger. Ihre anfängliche Schüchternheit und Stummheit löst sich in der Therapiestunde nach kurzer Zeit auf und sie beantwortet auch meine Fragen. Mutter und Kind sind glücklich über das neue Abendritual. Den Text „Was ich tu, ganz in Ruh, und mit Mut, das wird gut" kann L. bald auswendig und spricht ihn während der Behandlung mit. Indem die Mutter die Chirophonetik ausführt, hat sie eine neue Form gefunden, mit der sie dem Kind Zuwendung schenken kann. Die für die Therapie ausgewählten Laute sind solche, die dem Kind das Erlebnis des Umhüllt- und Geborgenseins vermitteln. Tief nimmt L. diese Stimmung in sich auf.

Nach vier Monaten Behandlungszeit fällt auch der Klassenlehrerin auf, dass L. mutiger geworden ist und zuweilen auch spricht.

Es folgt eine therapiefreie Zeit in den Sommerferien. In dieser Zeit gibt es einen deutlichen Entwicklungsschub. Als L. danach wieder zu mir kommt, redet sie von Anfang an. Sie hat viel zu erzählen, lacht, zeigt mir den neu erlernten Kopfstand und wirkt fröhlich. Auch fremden Menschen gegenüber ist sie weniger schüchtern und wagt kurze Antworten.

Die nun folgende Behandlungsreihe ist so aufgebaut, dass L. in einen entspannten Atemfluss findet. Die Mutter berichtet, dass L. die Behandlung sehr genießt und dabei oft einschläft.

Nach weiteren zwei Monaten fühlt sich L. so gekräftigt, dass sie immer weniger am Abend nach der Chirophonetik verlangt. Auch zeigt ihr sonstiges Verhalten, dass sie auf gutem Weg ist, ihre Ängstlichkeit zu überwinden. Vertrauend auf ihre eigenen Entwicklungskräfte kann ich sie damit aus der therapeutischen Begleitung entlassen.

Wieder einmal durfte ich an dieser Behandlung erleben, wie hilfreich es für die Eltern-Kind-Beziehung ist, dass die Chirophonetik von einem Familienmitglied ausgeführt werden kann und nicht nur an den Therapeuten gebunden ist.

Alfred Baur beschreibt es in seinem Vorwort zu „Lautlehre und Logoswirken" (Seite 16) folgendermaßen: „Bei der chirophonetischen Therapie übernehmen, nach entsprechenden Anleitungen, in der Regel die Mütter, manchmal auch die Väter, einen Teil der Behandlung. Und da die hilfesuchenden Eltern endlich selbst ein Hilfsmittel in die Hand bekommen, hilft dieses in mehrfacher Weise. Es wird nämlich alles, was an inneren und äußeren Schwierigkeiten von der Familie zu tragen ist, leichter bewältigt, wenn sie aus der passiven in die aktivhelfende Rolle eintreten kann. Und das ist bei der Chirophonetik durchaus möglich."

Brigitte Leiser, Grundschul- und Förderlehrerin,
Chirophonetiktherapeutin

Vernachlässigung (Deprivationssyndrom)
Als Mike zum ersten Mal auf meinen therapeutischen Hof kommt, ist er elf Jahre alt: hoch aufgeschossen, dünne Gestalt. Er wirkt mindestens zwei Jahre älter. Mein erster Eindruck ist, dass da jemand vor mir steht, der sich nicht berechtigt fühlt, auch nur ein Stückchen Raum auszufüllen oder für sich in Anspruch zu nehmen. Er steht geduckt und friert; hätte es irgendein Schlupfloch gegeben, er wäre auf der Stelle darin verschwunden. Mike spricht nicht mit mir und schaut mich nicht an.

Aber als ich ihm vorschlage, dass wir auf zwei große Blätter malen könnten, wie wir uns unsere Zukunft erträumen, ist er bereit dazu. Was macht Mike? Er teilt zuerst das Blatt exakt in zwei Hälften, auf die linke Seite kommt die Innenansicht eines Zimmers aus der Vogelperspektive. Mit Lineal und spitzem Bleistift zeichnet er Computer, Fernseher, Stereoanlage und erst auf meine Nachfrage ganz an die Wand gedrückt, ein Bett. Auf der rechten Seite entsteht die Außenansicht seines Zukunftsbildes: Ein hoher, spitzer, schneebedeckter Berg und ganz in Gipfelnähe sein Haus mit Landefläche für ein Ein-Mann-Flugzeug.

Mike friert noch immer und so gestattet er mir, ein Fußbad mit ihm zu machen. Während seine Füße im warmen Wasser sind, erzähle ich ihm eine Geschichte. Am Ende darf ich seine Füße abtrocknen und einölen.

Eine Woche später ist Mike für die Erzieher des Kinderheimes, in dem er seit einem halben Jahr wohnt, zur verabredeten Therapiezeit nicht auffindbar. Noch eine Woche später steigt er vor meiner Tür nicht aus dem Auto, sitzt dort eingekrümmt und mit tief ins Gesicht heruntergezogener Mütze. Ich schreibe Mike einen Brief, in dem ich ihm einfach etwas über mich erzähle und über meine Vorfreude, ihn bald wiederzusehen.

So ist drei Wochen später ein Weiterarbeiten möglich mit Formenzeichnen, Sprach- und Gleichgewichtsübungen und dem nun schon vertrauten Fußbad. Langsam nähern wir uns den Hoftieren an, backen gemeinsam, essen und trinken frische Milch mit Honig.

Parallel zu diesen Begegnungen vertiefe ich mich in Mikes Lebensgeschichte.

In Australien geboren als Kind drogenabhängiger Eltern wuchs Mike zunächst bei seiner Mutter auf, die ihn vier Jahre später dem Vater vor die Tür stellte und Mike somit verließ. Mike konnte zu diesem Zeitpunkt kaum sprechen, keinen Toilettengang selbständig erledigen, war durchnässt, unterernährt und schmutzig. Das Einzige, womit er sich beschäftigte, waren PC-Ballerspiele. Kurze Zeit später gründete der Vater eine neue Familie und wanderte nach Deutschland aus. In dieser neuen Familie stört Mike, er stört durch Essens- und Beziehungsverweigerung, Beschmutzen mit Kot, Diebstahl und vor allem stört er dadurch, dass er nicht dazu in der Lage ist, Dankbarkeit oder Sympathie zu zeigen. Da das Familiensystem durch seine Gegenwart auseinanderzubrechen droht, kommt er in das Kinderheim.

Ich führe intensive Gespräche mit Vater und Stiefmutter, in deren Verlauf sie zugeben können, vor der Betreuung von Mike Angst zu haben. Eine Rückführung in die Familie ist auf längere Sicht unmöglich. Ich versuche, Mike, so gut es geht, in dieses Ringen der Eltern mit einzubeziehen. Er zeigt keinerlei Gefühlsregung.

Es folgt die sechste Therapiestunde. Wie er da so vor mir sitzt, kalt und mit nach innen gewendetem Blick, höre ich mich plötzlich sagen: „Weißt du, ich kann da so eine Massage machen, auf der Liege, die hinter dir steht. Man kann es einfach über den Kleidern tun oder mit freiem Oberkörper und das mit richtig gutem Öl – wie beim Fußbad. Mit der H. und dem A. aus dem Kinderheim mache ich das auch. Wenn du willst, können wir das das nächste Mal auch machen. Überleg es dir mal." Mike spricht wie zu sich selbst: „Können wir schon machen." Ich bin beinahe etwas erschrocken und entgegne: „Ja gut, meinst du, in der nächsten Woche geht das?" Er antwortet: „Nö, jetzt, von mir aus." Ich bereite alles Nötige vor, erkläre ihm, was ich tue und wie er sich hinlegen soll. Kurze Zeit später liegt Mike auf meinem Massagetisch. Mit seinem ihm gewohnten Fußöl streiche ich ihm zuerst den rhythmischen Spruch auf den Rücken, den er bereits von den Sprachübungen kennt. Anschließend die Laute L U M und I CH. Mike liegt regungslos da, scheinbar atemlos. Die Behandlung ist relativ kurz und ich decke ihn zum Schluss sorgfältig mit dem Leintuch und Wolldecken zu. Nun soll er noch ein wenig ruhig so liegen bleiben. Als ich nach einer Weile zu ihm komme, frage ich, ob er noch liegenbleiben möchte. Halb in die Decken hinein murmelt Mike: „Können Sie das noch mal machen?" „Einverstanden, aber das nächste Mal, ok?", flüstere ich ihm zu – wie unter Komplizen, die sich gerade eine geniale Strategie ausgeheckt haben. Und in der Tat, unsere „Strategie" ist genial: Wir bringen langsam aber stetig Panzer zum knacken, Panzer, die ihm bisher sein Überleben ermöglichten, ihm Schutz, Halt und Rückzugsmöglichkeit boten in einer Welt, die für Mike keine Sicherheit und keine Wärme hatte.

Die „Diamanten", die wir dabei finden, zeigen sich oft unmittelbar nach der Chirophonetik-Behandlung. Wenn Mike nicht einschläft, wie es nach den ersten Behandlungen immer wieder geschah, so mag er gern danach noch auf dem Massagetisch sitzen bleiben und mit mir reden. Endlich kann er von vielen Filmen erzählen, die er gerne gesehen hat oder seine besonderen Fragen stellen, zum Beispiel die, ob Tiere Gefühle haben oder ob Kupfer im Feuer schmelzbar ist. Mitten in einem solchen Gespräch kann es dann vorkommen, dass er lacht. Mikes Augen strahlen mir kurz entgegen – der größte bisher ans Tageslicht geförderte Schatz.

Der Weg vom kalten Schneeberg seines Zukunftsbildes ist gebahnt. Wohin er uns noch führen wird, ist ungewiss. Sicher jedoch ist, dass die Chirophonetik der Wegbereiter dafür war.

Annemarie Schüler, Waldorflehrerin und Chirophonetiktherapeutin

Sprachentwicklungsverzögerung

Maya sah ich zum ersten Mal im Kindergarten, als sie knapp vier Jahre alt war. Ihr Blick war eher scheu und unsicher, Blickkontakt kam selten zustande. Meist hielt sie den Kopf abgewandt. Ihr Mund war oft fest verschlossen. Körperlich war sie gut entwickelt, ein kräftiges, schlankes Kind von altersgemäßer Größe. Zu diesem Zeitpunkt konnte Maya nur sechs Worte sprechen. Alles Weitere, was in ihr nach außen drängte, versuchte sie durch das Lautieren von Vokalen wie aaa..., eee..., teils unterstützt durch Gestik und Mimik mitzuteilen. Verständlicherweise war dadurch die Kommunikation mit Maya sehr eingeschränkt. So zog sie sich nach misslungenen Sprachversuchen immer wieder enttäuscht in sich zurück.

Laut ärztlicher Diagnose lag bei Maya keine hirnorganische Schädigung vor. Es wurde ein Entwicklungsrückstand festgestellt, vor allem hinsichtlich einer Sprachentwicklungsstörung. Maya wurde als drittes von vier Kindern geboren. Ihre Körpersprache und ihr Blick schienen zu sagen: Ich möchte schon gerne wissen, was es alles da draußen in der Welt gibt, aber was wird mich wohl erwarten? – Sie wirkte seelisch und körperlich wie „gestaut".

Chirophonetik schien mir für Maya eine gute Hilfe zu sein, da bei dieser Methode keine äußere Aktivität verlangt wird. Ich begann mit Maya die Chirophonetik im Sitzen, so dass sie nicht nur hören und fühlen, sondern auch sehen konnte, was geschah. Wir hatten ein Ritual, das mit kleinen Veränderungen während der dreijährigen Therapiezeit den Rahmen bildete und Maya große Sicherheit gab. Unter anderem wählte ich für den Beginn und Abschluss der Chirophonetik Fingerspiele und Lieder aus, die in ihr die Freude und Lust am Sprechen weckten. Intensiv und gerne nahm Maya die Chirophonetik auf. Sie begann, die Laute leise mitzusprechen. Für den Anfang wählte ich Laute, die ihr Hülle, Schutz und Wohlbehagen vermitteln sollten. Bald verwendete ich Laute, die besonders den Bewegungssinn ansprechen. So stimmte ich die chirophonetischen Lautreihen jeweils auf Mayas Entwicklungsstand ab. Innerhalb des ersten Jahres machte Maya erfreuliche Fortschritte. Sie nahm Körperkontakt auf, indem sie beispielsweise der Erzieherin in die Arme lief. Bei den Kindern wurde sie eine gern gesehene Spielkameradin. Neue Worte kamen hinzu und sie begann, Zweiwortsätze zu bilden. Allerdings war die Aussprache noch nicht korrekt. Sie versuchte mit ihren sprachlichen Möglichkeiten zu erzählen und gab auch nicht auf, wenn sie nicht gleich verstanden wurde. Zu Beginn des zweiten Jahres – sie war inzwischen fünf Jahre alt – sagte Maya „Ich" zu sich. Ihr Bewegungsablauf wurde harmonischer, sie fühlte sich in ihrem Körper sichtlich wohler. Der Wortschatz vergrößerte sich ständig. Oft gehörte Lieder und Reime konnte sie auch selbständig grammatikalisch richtig sprechen und singen.

Während des dritten Jahres der Behandlung wurde Maya durch den direkten Hautkontakt über den Tastsinn sichtlich aufgeweckt. Maya konnte in ihrer Entwicklung soweit gefördert werden, dass sie mit ihren Kindergartenfreundinnen und -freunden in der naheliegenden Waldorfschule aufgenommen wurde.

Renate Hanke, Waldorferzieherin, Chirophonetiktherapeutin

Chirophonetik-Ausbildung

Die Chirophonetik wird als eine therapeutische Methode erlernt, die in das jeweilige Berufsfeld integriert werden kann und somit zu einer zusätzlichen Qualifizierung verhilft. So verschieden die beruflichen Ausgangssituationen der Auszubildenden sind, so unterschiedlich wird auch das diagnostisch-therapeutische Vorgehen sein. Eine Physiotherapeutin wird andere diagnostische Wahrnehmungsschwerpunkte haben als ein Lehrer, eine Heilpädagogin oder ein Logopäde. Wesentlich für alle Berufe ist, dass die Beziehung zwischen den Lauten und dem Menschen fachlich angewendet und erlebt werden kann. Die *Schule für Chirophonetik* berücksichtigt die berufliche Vielfalt ihrer Teilnehmer. Die übergreifende Verbindung besteht im gemeinsamen Lernweg zu einem Verständnis und Erlebnis der Sprachkräfte.

Die Ausbildung dauert insgesamt acht Wochen. Berufsbegleitend können diese acht Wochen in Wochen- und Wochenendkursen absolviert werden. Die Kursinhalte beruhen auf der Grundlage von Alfred Baurs Werk „Lautlehre und Logoswirken – Grundlagen der Chirophonetik". Weitere Kursinhalte beziehen sich auf die Menschenkunde Rudolf Steiners, allgemeine und spezielle diagnostische Gesichtspunkte, die anthroposophisch orientierte Lautwesenskunde, den künstlerischen Zugang zur Sprache sowie Klientenbesprechungen und das praktische Üben der Chirophonetik. Neben Vorträgen und seminaristischer Arbeit werden die Teilnehmenden auch individuell begleitet. Die Ausbildung schließt mit einer schriftlichen Arbeit über eine Behandlung und einem Referat darüber ab.

Es gibt weltweit Ausbildungsstätten und Gruppen von Menschen, die sich regelmäßig im Hinblick auf Theorie und Praxis der Chirophonetik treffen.

Nähere Auskünfte findet man im Internet unter:
chirophonetik.de oder **chirophonetik.ch**

Nachwort

Obwohl ich seit über dreißig Jahren mit der Chirophonetik arbeite, bin ich immer wieder zutiefst berührt und manchmal geradezu erschrocken, wie Sprache und ihre Laute helfend wirken. Ich hatte und habe das große Glück, bei vielen Kindern und Jugendlichen mit ihren Eltern, sowie Erwachsenen die Chirophonetik anwenden zu dürfen. Die Behandlungsergebnisse sind so beeindruckend, dass ich mir eine weitere Verbreitung der Chirophonetik von Herzen wünsche.

Alfred Baur hatte die Fähigkeit, Sprache so mit seiner Methode der Chirophonetik zu verbinden, dass daraus eine neue Therapie auf der Grundlage der Anthroposophie entstehen konnte. Ich bin dankbar, dass ich sein Schüler und später auch Mitarbeiter sein durfte. Die heilenden Kräfte der Sprache, ihre Herkunft und ihre Wirkung beinhalten meines Erachtens noch viel mehr, als es bisher begreifbar ist. Sprache verbindet Menschen. Ihre Pflege, therapeutische Anwendung und Kultivierung möge jetzt und in Zukunft das Anliegen von immer mehr Menschen werden.

Zum Schluss möchte ich den Menschen von Herzen danken, die mir beim Verfassen dieses Buches zur Seite standen und die Veröffentlichung mit Rat und Tat unterstützten. In diesen Dank einbezogen sind alle Eltern mit ihren Kindern und Jugendlichen, die Erwachsenen, die ich begleiten durfte, sowie Freunde, Lehrer, Förderer, Praktiker und diejenigen, die still im Hintergrund für die Chirophonetik wirken.

Dieter Schulz

Literaturverzeichnis

Baur, Alfred, Lautlehre und Logoswirken – Grundlagen der Chirophonetik, J. Ch. Mellinger Verlag, Stuttgart, 1996

Bohm, Werner, Von den Wesenheiten der Laute und dem Sinn der Alphabete, Verlag Die Kommenden, Freiburg, 1978

Fischer, Andreas, Zur Qualität der Beziehungsdienstleistung in Institutionen für Menschen mit Behinderungen, Verlag am Goetheanum & ATHENA VERLAG, Dornach, 2012

Grimm, Rüdiger, Perspektiven der Therapeutischen Gemeinschaft in der Heilpädagogik, Verlag Julius Klinkhardt, Bad Heilbrunn, 1995

Hauschka, Rudolf, Ernährungslehre, Vittorio Klostermann Verlag, Frankfurt am Main, 1979

Kirchner-Bockholt, Margarete, Grundelemente der Heileurythmie, Philosophisch-Anthroposophischer Verlag am Goetheanum, Dornach/Schweiz, 1981

Köhler, Henning, Von ängstlichen, traurigen und unruhigen Kindern, Verlag Freies Geistesleben, Stuttgart, 1994

König, Karl, Sinnesentwicklung und Leiberfahrung, Verlag Freies Geistesleben, Stuttgart, 1971

Lorenz-Poschmann, Agathe, Die Sprachwerkzeuge und ihre Laute, Philosophisch-Anthroposophischer Verlag am Goetheanum, Dornach/Schweiz, 1983

Maintier, Serge, Sprache – die unsichtbare Schöpfung in der Luft, Hrsg. Rainer Patzlaff, Verlag Dr. Kovač, Hamburg, 2014

Martens, Martin Georg, Rhythmen der Sprache, Verlag am Goetheanum, Dornach/Schweiz, 1997

Militz, Wolfgang, Griechische Einweihungsstätten, Mellinger Verlag, Stuttgart, 1985

Niemeijer, Martin; Baars, Erik, Bildgestaltende Diagnostik der kindlichen Konstitution, Louis Bolk Instituut, 2004

Ritter-Schaumburg, Heinz, Die Kraft der Sprache, Herbig Verlag, München, 1985

Schöffmann, Erika; Schulz, Dieter, Wege zum Anderen, Info3 Verlag Frankfurt am Main, 2015

Slezak-Schindler, Christa, Sprüche und Lautspiele für Kinder, J. Ch. Mellinger Verlag, Stuttgart

Steiner, Rudolf, Wie erlangt man Erkenntnisse der höheren Welten?, GA 10, Rudolf Steiner Verlag, Dornach/Schweiz, 1975

Steiner, Rudolf, Mysteriengestaltungen, GA 232, Rudolf Steiner Verlag, Dornach/Schweiz, 1974

Steiner, Rudolf, Eurythmie als sichtbare Sprache, GA 279, Rudolf Steiner Verlag, Dornach/Schweiz, 1990

Zinke, Johanna, Luftlautformen sichtbar gemacht, Hrsg. Rainer Patzlaff, Verlag Freies Geistesleben, Stuttgart, 2001

Weitere Bücher aus dem Info3-Verlag

Eine Auswahl

Erika Schöffmann, Dieter Schulz

WEGE ZUM ANDEREN

Facetten heilpädagogischer Diagnostik auf anthroposophischer Grundlage

160 Seiten, € 14,80

ISBN 978-3-95779-031-6

Was ist das Spezifische des anthroposophischen Ansatzes in der Heilpädagogik und Sozialtherapie? Als Antwort auf diese Frage entwickeln die Autoren die Grundelemente der anthroposophischen Menschenkunde mit ihrer charakteristischen Wesensgliederkunde und das Konzept der zwölf Sinne als Hintergrund einer vertieften Diagnostik. Zahlreiche Fallbeispiele veranschaulichen diese Basis und zeigen, wie dadurch gerade der Blick für den individuellen Menschen sensibilisiert werden kann. „Wege zum Anderen" ist ein Werkstattbuch, das ebenso für die Ausbildung wie die heilpädagogisch-sozialtherapeutische Arbeit seine Anwendung finden kann.

Barbara Oehl-Jaschkowitz, Charlotte Fischer (Fotos

MANCHE ANGST IN ZUVERSICHT VERWANDELT

Eltern von Kindern mit Behinderung erzählen

Fotografien von Charlotte Fischer

136 Seiten, € 9,90

ISBN 978-3-95779-028-6

In diesem Buch erzählen Mütter und Väter, die sich bewusst für die Geburt eines behinderten Kindes entschieden haben. Offen und ungeschönt dokumentieren diese Gespräche Sorgen und Ängste, aber auch Kraftquellen der Betroffenen. Sie vermitteln Erfahrungen und Haltungen, die Eltern in ähnlichen Situationen hilfreiche Unterstützung sein können und den Befürchtungen junger Eltern bezüglich des weiteren Lebensweges ihres erkrankten Kindes ermutigende Bilder entgegensetzen.

Die im Interviewstil geführten Gespräche werden begleitet von Bildern aus dem Leben der betroffenen Menschen, aufgenommen von der Fotografin Charlotte Fischer.

Renate Thomas

ANATOMIE FÜR HEILEURYTHMISTEN

Von der Formensprache des menschlichen Körpers

Mit 267 anatomischen Zeichnungen aus der Hand der Autorin

432 Seiten, Broschur, € 32,00

ISBN 978-3-95779-036-1

Eine didaktisch hervorragend aufbereitete Einführung in die Anatomie und Physiologie des Menschen, die während einer über 30-jährigen Tätigkeit als Dozentin für Medizin an der Heileurythmie-Ausbildung in Stuttgart entstanden ist. Die ursprünglich als Manuskript nur für die Kursteilnehmer entwickelten Texte und Zeichnungen geben zugleich einen Einblick in die Grundlagen der anthroposophisch-medizinischen Menschenkunde. Ebenfalls für Seminaristen anderer Therapierichtungen und Studenten der anthroposophischen Medizin bestens geeignet.

Info3-Verlagsgesellschaft Brüll & Heisterkamp KG
Kirchgartenstraße 1
60439 Frankfurt am Main
Tel. 069 - 58 46 47
Fax 069 - 58 46 16
eMail: vertrieb@info3.de

www.info3.de